U0349606

临床百家

中国医学临床百家

张 巍／著

阿尔茨海默病诊疗

张巍 2019 观点

科学技术文献出版社
SCIENTIFIC AND TECHNICAL DOCUMENTATION PRESS

·北京·

图书在版编目（CIP）数据

阿尔茨海默病诊疗张巍2019观点 / 张巍著. —北京：科学技术文献出版社，2019.11
ISBN 978-7-5189-5765-1

Ⅰ.①阿…　Ⅱ.①张…　Ⅲ.①阿尔茨海默病－诊疗　Ⅳ.① R749.1

中国版本图书馆 CIP 数据核字（2019）第 142939 号

阿尔茨海默病诊疗张巍2019观点

策划编辑：帅莎莎　　责任编辑：帅莎莎　程　寒　　责任校对：张吲哚　　责任出版：张志平

出　版　者　科学技术文献出版社
地　　　址　北京市复兴路15号　　邮编　100038
编　务　部　（010）58882938，58882087（传真）
发　行　部　（010）58882868，58882870（传真）
邮　购　部　（010）58882873
官方网址　www.stdp.com.cn
发　行　者　科学技术文献出版社发行　全国各地新华书店经销
印　刷　者　北京虎彩文化传播有限公司
版　　　次　2019 年 11 月第 1 版　2019 年 11 月第 1 次印刷
开　　　本　710×1000　1/16
字　　　数　185千
印　　　张　19.25　彩插6面
书　　　号　ISBN 978-7-5189-5765-1
定　　　价　138.00元

序
Preface

韩启德

欧洲文艺复兴后，以维萨利发表《人体构造》为标志，现代医学不断发展，特别是从 19 世纪末开始，随着科学技术成果大量应用于医学，现代医学发展日新月异，发生了根本性的变化。

在过去的一个世纪里，我国现代化进程加快，现代医学也急起直追。但由于启程晚，经济社会发展落后，在相当长的时期里，我国的现代医学远远落后于发达国家。记得 20 世纪 50 年代，我虽然生活在上海这个最发达的城市里，但是母亲做子宫切除术还要到全市最高级的医院才能完成；我患猩红热继发严重风湿性心包炎，只在最严重昏迷时用过一点青霉素。20世纪60—70年代，我从上海第一医学院毕业后到陕西农村基层工作，在很多时候还只能靠"一根针，一把草"治病。但是改革开放仅仅30多年，我国现代医学的发展水平已经接近发达国家。可以说，世界上所有先进的诊疗方法，中国的医生都能做，有的还做得更好。更为可喜的是，近年来我国医学界开始取得越来越多的原创性成果，在某些点上已经处于世界领先地位。中国医生已经不再盲从发达国家的疾病诊疗指南，而能根据我们自己的经验和发现，根据我国自己的实际情况制定临床标准和规范。我们越来越有自己的东西了。

要把我们"自己的东西"扩展开来，要获得越来越多"自己的东西"，就必须加强学术交流。我们一直非常重视与国外的学术交流，第一时间掌握国外学术动向，越来越多地参与国际学术会议，有了"自己的东西"也总是要在国外著名刊物去发表。但与此同时，我们更需要重视国内的学术交流，第一时间把自己的创新成果和可贵的经验传播给国内同行，不仅为加强学术互动，促进学术发展，更为学术成果的推广和应用，推动我国医学事业发展。

　　我国医学发展很不平衡，经济发达地区与落后地区之间差别巨大，先进医疗技术往往只有在大城市、大医院才能开展。在这种情况下，更需要采取有效方式，把现代医学的最新进展以及我国自己的研究成果和先进经验广泛传播开去。

　　基于以上考虑，科学技术文献出版社精心策划出版《中国医学临床百家》丛书。每本书涵盖一种或一类疾病，由该疾病领域领军专家撰写，重点介绍学术发展历史和最新研究进展，并提供具体临床实践指导。临床疾病上千种，丛书拟以每年百种以上规模持续出版，高时效性地整体展示我国临床研究和实践的最高水平，不能不说是一个重大和艰难的任务。

　　我浏览了丛书中已经完稿的几本书，感觉都写得很好，既全面阐述了有关疾病的基本知识及其来龙去脉，又介绍了疾病的最新进展，包括笔者本人及其团队的创新性观点和临床经验，学风严谨，内容深入浅出。相信每一本都保持这样质量的书定会受到医学界的欢迎，成为我国又一项成功的优秀出版工程。

　　《中国医学临床百家》丛书出版工程的启动，是我国现代医学百年进步的标志，也必将对我国临床医学发展起到积极的推动作用。衷心希望《中国医学临床百家》丛书的出版取得圆满成功！

  是为序。

作者简介
Author introduction

张巍，主任医师、教授、博士研究生导师，首都医科大学附属北京天坛医院神经病学中心认知障碍性疾病科常务副主任（主持工作）、老年病学教研室主任，首都医科大学老年医学系副主任，美国国立卫生研究院联合培养博士，美国国立卫生研究院博士后。

长期从事神经病学和老年医学的临床、科研、教学及管理工作，专业方向为阿尔茨海默病等认知障碍性疾病及帕金森病等运动障碍性疾病，老年期睡眠障碍、情绪障碍、内科疾病与认知障碍的关系及其管理等。在28年的临床工作中积累了丰富的诊治经验，是北京天坛医院的知名专家，荣获"中央保健工作先进个人""首都五一劳动奖章"及"北京市卫健委优秀共产党员"等称号。

曾在世界一流的科研机构——美国国立卫生研究院深造多年，从事神经变性疾病的临床与基础研究。在临床研究中，特别对阿尔茨海默病的非认知症状、帕金森病的非运动症状等进行了开拓性研究，为上述疾病的早期预警及诊断提供了临床依据；从神经病理、神经免疫炎症、氧化应激、铁代谢及神经生化等多方面研究并发现神经变性疾病潜在的生物标志物和发病机制；采用多模态神经影像手段发现神经变性疾病的结构、功能及神经分子影像的变化规律；对传统中医和手术干预等非药物手段在神经变性疾病中的疗效及机制进行探索，并建立疗效评价体系。在基础研究中，从分子、细胞、组织及在体等多维度研究神经变性疾病的病因及发病机制，发现小胶质细胞吞噬细胞氧化酶是神经免疫炎症的上游靶点，是神经元进行性变性和死亡的驱动力，并发现了靶向小胶质细胞吞噬细胞氧化酶的具有神经保护作用的化合物。

主持国家自然科学基金项目（4项）、北京市自然科学基金重点及面上项目、首都临床特色应用项目等近20项课题。承担中美、中欧及与台湾地区的合作项目、国家重点研发计划——重大慢性非传染性疾病防控研究重点专项、国家"973"项目、国家科技重大专项、国家自然科学基金重点项目及北京市创新团队项目等10余项课题。研究成果荣获美国国立卫生研究院最佳科学研究奖，美国国立卫生研究院专利，省、市科学技术进步二等奖2项，教育部及省级科学技术成果奖2项。在 *Neurology*、*Faseb Journal*、*Scientific*

Report、*Molecular Neurobiology* 及 *Glia* 等国际 SCI 杂志发表论文近 50 篇，在国内核心期刊发表论文 80 余篇。国际大会发言 10 余次。主编及参编专著 10 余部。

现任中华医学会神经病学分会痴呆及认知障碍学组委员、中华医学会老年医学分会委员、中华医学会老年医学分会神经病学学组委员、国家神经系统疾病临床医学研究中心神经变性疾病专业委员会委员、中国老年学和老年医学学会脑认知与健康分会常务副主任委员、中国微循环学会神经变性疾病专业委员会常委及神经分子影像学组副主任委员、中国老年医学学会认知障碍分会常委、中国老年学学会老年医学委员会老年神经病学专家委员会常委、中国老年学和老年医学学会老年病学分会常委及中国医疗保健国际交流促进会认知障碍分会常委等 20 余个国家级学术组织任职。此外，还担任北京神经内科学会副会长、神经变性疾病专业委员会主任委员、认知障碍及相关疾病专业委员会副主任委员、北京神经变性病学会副会长、北京医学会老年医学分会神经学组主任委员、北京医学会老年医学分会常委、北京医学会帕金森病分会常委、北京医学会痴呆及认知障碍学组委员、帕金森病及运动障碍学组委员、北京市脑重大疾病研究院及北京市帕金森病重点实验室兼任教授等10余个北京市学术组织任职。

现任国际杂志 *Journal of Alzheimer's Disease* 副主编、《中国神经免疫学和神经病学杂志》等编委，*Journal of Neuroscience*、*Faseb Journal*、*Neurobiology of Aging*、*New York Academy of Sciences*、*Neural Regeneration Research*、*Behavioural Brain Research* 及 *Neuroscience* 等 SCI 杂志审稿专家。国家自然科学基金、国家科学技术项目、北京市自然科学基金、首都卫生发展科研专项及北京市科委等科研项目评审专家。

首都医科大学国际督导学院临床组专家、首都医科大学留学生及北京天坛医院英语教研室教师，承担多层次教学工作。培养研究生近30名，荣获首都医科大学优秀博士研究生导师，指导研究生荣获国内外各级奖励20余项，指导研究生荣获首都医科大学优秀博士论文第二名。主持首都医科大学校长基金教学课题，发表教学论文7篇。

前 言
Foreword

全球老年人口的数量迅猛增长，截至 2017 年底，全球和我国 60 岁以上的老年人口分别为 9.62 亿和 2.41 亿，分别占人口总数的 12.7% 和 17.3%，我国的老龄化程度位居全球之首。神经变性疾病是与老龄化密切相关的疾病，其中阿尔茨海默病是最常见的神经变性疾病，也是最常见的认知障碍类型，中国现有痴呆的阿尔茨海默病患者 800 余万、轻度认知障碍的阿尔茨海默病患者 3200 多万，阿尔茨海默病已成为继心、脑血管疾病和肿瘤之后严重危害我国老年人群身心健康的"第四大杀手"，是严重阻碍经济发展和破坏社会和谐的重大公共卫生问题！

在我国面临日趋严重的老龄化现状和令人堪忧的阿尔茨海默病疾病负担之际，我们撰写了此书，介绍阿尔茨海默病从基础到临床诸多领域的新进展，包括流行病学现状、不良的生活方式、血管性危险因素、病因、发病机制、生物标志物、特殊感觉异常、临床研究框架与药物试验标准、药物与非药物的综合干预手段等，内容丰富多彩，聚焦本领域发展的前沿，融入我们自己的研究工作和观点，与广大同道分享。

此书的撰写得到首都医科大学附属北京天坛医院王拥军院长、神经病学中心赵性泉主任和同仁们的大力支持。认知障碍和神经变性疾病研究团队的成员和我的研究生们在繁忙的临床和科研工作之余为本书的撰写付出了辛勤的汗水，首都医科大学宣武医院原副院长李林教授和上海市精神卫生中心老年科李霞主任医师在百忙之中积极参与本书的编写，每位作者的名字呈现在每一个章节的后面。在此，衷心感谢所有支持与参与本书撰写的领导、同仁和研究生们！

在此书即将出版之际，回望一路走来的职业历程，我要衷心感谢首都医科大学附属北京天坛医院为我的专业发展提供的宝贵机遇和宽广平台。衷心感谢美国国立卫生研究院Jan-Shyong Hong 教授、大连医科大学张万琴教授和大连医科大学附属第一医院神经内科雷征霖教授，是诸位恩师引领我走进神经科学的殿堂，恩师们的言传身教使我成为一名热爱医学事业、并为之不断奋斗的人民医生、科研工作者和学生的园丁。在此，衷心感谢各位恩师的悉心培养和无私奉献！

感谢父母、爱人和孩子对我的工作给予全力的支持！路漫漫其修远兮，吾将上下而求索，在我为自己钟爱的医学事业求索的过程中，家人永远是我坚强的后盾！

　　本书的撰写得到国家重点研发计划——欧盟地平线 2020 计划合作项目（2017YFE0118800-779238）、国家重点研发计划"重大慢性非传染性疾病防控研究"重点专项（2016YFC1306300、2016YFC1306000）、国家自然科学基金项目（81970992，81571229，81071015，30770745），国家自然科学基金国际（地区）合作与交流项目（61761166004）、北京市自然科学基金重点项目（4161004）、北京市自然科学基金委员会——北京市教育委员会联合资助项目（KZ201610025030）、北京市自然科学基金面上项目（7082032）、北京市中医药科学技术发展资金项目（JJ2018-48）、首都临床特色应用研究项目（Z121107001012161）、北京市卫生系统高层次卫生技术人才培养计划资助项目（2009-3-26）及北京脑重大疾病研究院项目（BIBD-PXM2013_014226_07_000084）的支持！感谢科学技术文献出版社在本书出版过程中给予的支持！

　　希望未来有更多的机会撰写阿尔茨海默病领域的新进展，与各位同道进行交流与切磋，不断促进阿尔茨海默病防治事业的发展，为攻克这一灾难性的疾病做出更大的贡献！

张巍

目 录
Contents

阿尔茨海默病的流行病学

1. 全球每 3 秒钟新增 1 例痴呆患者

人口老龄化进程日益加速，老年期痴呆的发病率日益攀升。2018 年 9 月，国际阿尔茨海默病（Alzheimer's disease，AD）协会在官网发布了 2018 年世界 AD 年度报告，主题为"3 秒钟"，即每 3 秒钟新增 1 例痴呆患者。目前，全球约有 5000 万例痴呆患者，中国痴呆患者总数约 1200 万例。2030 年将增至 8200 万例，2050 年将达到 1.52 亿例，是目前的 3 倍之多。2018 年全球因痴呆患者产生的社会经济负担约为 1 万亿美元，2030 年将增至 2 万亿美元。

2. 阿尔茨海默病是老年期最常见的痴呆类型

AD 的主要病理特征包括神经炎性斑（neuritic plaque，NP）和神经原纤维缠结（neurofibrillary tangles，NFT），两者的主要

成分分别是 β- 淀粉样蛋白（amyloid β-protein，Aβ）和过度磷酸化的 tau（phosphorylated tau，P-tau）蛋白。AD 的临床症状包括全面认知障碍、精神行为症状和日常生活能力受损。在所有老年期痴呆中，AD 痴呆是最常见的类型，约占 2/3，AD 患者平均在诊断明确 8 年之后死于多种并发症。其他的痴呆类型包括血管性痴呆、路易体痴呆、帕金森病痴呆及额颞叶痴呆等。

2017 年国际 AD 协会报告显示，包括中国和日本在内的大部分国家，AD 的发病率还在逐步上升。目前，中国现有痴呆的 AD 患者约 800 万，已成为继心、脑血管疾病和肿瘤之后严重危害我国老年人群身心健康和降低生活质量的"第四大杀手"，是严重阻碍经济发展和破坏社会和谐的重大公共卫生问题！

根据国际 AD 协会 2017 年发布的数据，估计有 550 万美国人患有 AD。在 65 岁以上的老人中，每 10 人中就有 1 人（10%）患有 AD，几乎 2/3 的 AD 患者是女性。除性别差异之外，AD 还在不同的种族和民族群体中具有不同程度的差异，非洲裔美国人患 AD 或其他类型痴呆的概率大约是白人的 2 倍，而西班牙裔美国人的患病概率大约是白人的 1.5 倍。

与中国相比，美国、英国、荷兰和加拿大的发病率在下降，其原因可能与这些国家加强对 AD 的危险因素控制有关。

参考文献

1. 世界阿尔茨海默病 2018 年报告。

2. Fazio S，Pace D，Maslow K，et al. Alzheimer's Association Dementia Care Practice Recommendations. Gerontologist，2018，58（suppl_1）：S1-S9.

3. Alzheimer's Association (2015)：Alzheimer's disease facts and figures. Alzheimers Dement，2015，11：332-384.

4. 世界阿尔茨海默病 2017 年报告。

（关惠盈　整理）

阿尔茨海默病与不良生活方式

3. 阿尔茨海默病与不均衡饮食有关

氧化应激和自由基积累是 AD 重要的病理生理过程，自由基过度释放引起脂质过氧化，加速神经元的退变。许多营养物质，如抗氧化剂、维生素、脂肪和糖类等均可影响 AD 的发生及进展，发病机制尚不明确，可能通过降低氧化应激和 Aβ 沉积而发挥作用。

（1）营养素

1）维生素、微量元素与多酚

①维生素 A 和 β 胡萝卜素：研究发现，维生素 A 和 β 胡萝卜素具有抗 Aβ 聚集的作用，而 AD 患者体内维生素 A 和 β 胡萝卜素的水平明显低于正常对照者。

②B 族维生素（叶酸、维生素 B_6 及维生素 B_{12}）：血清同型半胱氨酸水平升高被认为与 AD 相关，而 B 族维生素可使同型半

胱氨酸水平降低。叶酸降低者罹患 AD 的风险增加，提高叶酸摄入量则可降低罹患 AD 的风险。每日补充 0.8mg 叶酸、20mg 维生素 B_6 及 0.5mg 维生素 B_{12}，2 年后补充 B 族维生素组血清同型半胱氨酸的水平较安慰剂组下降了 30%，认知功能明显改善，记忆力明显提高，以语义记忆尤为明显。

③维生素 C 和维生素 E：一项大型回顾性研究发现，摄入维生素 C 和维生素 E 至少 3 年，可以降低 AD 的患病率和发病率。

④维生素 D：具有免疫调节及抗氧化等功能，并有助于清除 Aβ。研究发现，AD 患者血清 25-(OH) D 和维生素 D 的水平均明显低于健康对照者。

⑤铁和铜：铁蛋白通过形成铁−淀粉样蛋白复合物在 AD 的发病机制中发挥重要作用。AD 患者铜代谢紊乱、血清铜升高可能与 AD 相关。

⑥多酚：多酚具有抗氧化作用。随机、双盲及对照研究显示，多酚可使 AD 患者获益。

2）脂肪：研究发现饱和脂肪酸与认知功能下降有关，而单不饱和脂肪酸对认知功能具有保护作用，多不饱和脂肪酸及反式脂肪酸与认知功能无关。

3）糖类：研究报道糖类摄入过高可能损害认知功能。

（2）食物种类

①鱼：研究发现，吃鱼可以降低 AD 的发生风险，特别是不携带载脂蛋白 Eε4（apolipoprotein Eε4，APOEε4）基因的人群；

吃鱼多者 AD 的发生风险较从不吃鱼者低 60%，可能与鱼中含有丰富的 omega-3 脂肪酸、鱼油的主要成分二十碳五烯酸及二十二碳六烯酸有关。

②水果和蔬菜：水果和蔬菜可以降低痴呆和 AD 的发生风险，可能与其含有较多的抗氧化剂和生物活性物质有关，包括维生素 E、维生素 C、类胡萝卜素和黄酮类化合物等，这些物质可降低血管的氧化损伤，保护血管壁免受侵袭，减少 AD 的发生。并且，水果和蔬菜中饱和脂肪酸的含量较低，有利于减轻认知损伤。

③牛奶和奶制品：研究发现，牛奶和奶制品与改善认知功能有关，可能与牛奶含有维生素 D、磷及镁等物质有关，这些物质可减轻认知下降过程中血管的改变和脑实质的损伤。但是，全脂奶制品的摄入与老年人群认知下降相关，可能与其含有的不饱和脂肪酸有关。

④咖啡：适量饮用咖啡可以降低 AD 的发生风险，合适的用量是每天 1 ～ 2 杯。

⑤茶：饮茶可以减轻认知障碍的发生风险，且其保护作用不限定饮茶的种类。茶的保护作用可能与其含有的茶多酚、L- 茶氨酸及多酚类物质有关。

（3）饮食类型

健康饮食是指进食较多全谷类、谷类早餐、鱼类、新鲜奶制品、蔬菜、水果、植物油、茶及坚果等，而不是精制谷物、家禽、肉类、加工肉类和动物脂肪。健康饮食与 AD 风险下降相关。

①西方饮食：其特点是含有较多的精制谷物、红肉、加工肉类、糖果和甜点，高脂肪的西方饮食可能通过影响 Aβ 的沉积和氧化应激而促进 AD 的发生。

②日本饮食：以含有较多的鱼和植物的食物（如大豆制品、海藻、蔬菜及水果）、较少的糖类和动物脂肪为特点。研究显示日本饮食可以降低 AD 的发生风险。

③地中海饮食：泛指希腊、西班牙和意大利南部等处于地中海沿岸的南欧各国以五谷杂粮、豆类、蔬菜、水果、鱼类和橄榄油为主的饮食风格，现也用"地中海式饮食"代指简单、清淡、富含营养的有利于健康的饮食。最初发现地中海饮食可有效预防高血压、糖尿病及高血脂等血管危险因素，减少心血管疾病事件的发生。不仅如此，十年前已发现地中海饮食还可能延缓认知功能下降。

Scarmeas 等在纽约进行一个多民族的社区研究，使用 Cox 比例风险模型研究坚持地中海饮食和发生认知障碍的关系，结果显示，与最低程度坚持地中海饮食的 1/3 人群相比，1/3 能中等程度坚持地中海饮食的轻度认知障碍（mild cognitive impairment，MCI）人群发展为 AD 的风险降低了 45%，1/3 能最严格地坚持地中海饮食的 MCI 人群发展为 AD 的风险降低了 48%。因而，该研究得出以下结论：坚持地中海饮食能减少 MCI 及其向 AD 痴呆转化的风险，严格坚持地中海饮食能预防 AD 的发生。其他研究也得出类似的结论。最近，哥伦比亚大学的一项研究纳入 1880 例受试者，研究结果提示最严格地坚持控制饮食可使 AD 的风险降低 40%。在一项希腊的老年和饮食纵向调查研究中，将无地中海饮食消费视为 0 分，从偶尔消费到日常消费分为 1～5 分，结果显示，在地中海饮食评分高的 1/4 群体中，AD 的患病率较低，地中海饮食评分每增加 1 个单位，痴呆的患病概率下降 10%，其中对记忆的有益作用最强。此外，研究发现地中海饮食分数越高，老年人在认知测试中的反应就越快。长期坚持地中海饮食 14 年以上与 70 岁后的晚年生活中具有较好的口语记忆能力存在中等程度的关联。进一步对地中海饮食的单一组分进行研究，结果显示，老年人群的痴呆患病率和认知测试表现与鱼类消费呈显著的负相关，即鱼类消费越多，痴呆的发生率就越低，认知测试表现就越好。食用地中海饮食加上低剂量特级初榨橄榄油 1 年后，认知评分较仅食用地中海饮食明显改善。绿叶蔬菜的主要营养素和生物活性物质包括维生素 K（叶绿醌）、叶黄素、β 胡萝卜素、硝酸盐、叶酸、山柰酚和 α 生育酚。研究发现，绿叶蔬菜的消费量与认知下降有关，老年人群摄入大量的绿叶蔬菜平均 4.7 年后，认知衰退的速度明显减慢，认知功能相当于年龄小 11 岁人群的认知状况。上述一致性的研究结果表明，坚持地中海饮食有助于延缓认知衰退，降低 AD 的发生风险，其中，鱼类、低剂量特级初榨橄榄油及大量绿叶蔬菜的效益更为显著。

综上所述，饮食与 AD 具有密切关系，合理健康的饮食可减少 AD 的发生风险。对 AD 患者推荐食用地中海饮食。

参考文献

1. Poulose S M, Miller M G, Scott T, et al. Nutritional factors affecting adult neurogenesis and cognitive function. Adv Nutr, 2017, 8 (6) : 804-811.

2. Shah R. The role of nutrition and diet in Alzheimer disease: a systematic review. J Am Med Dir Assoc, 2013, 14 (6) : 398-402.

3. Takasaki J, Ono K, Yoshiike Y, et al. Vitamin A has anti-oligomerization effects on amyloid-β in vitro. J Alzheimers Dis, 2011, 27 (2) : 271-280.

4. Galasko DR, Peskind E, Clark C M, et al. Antioxidants for Alzheimer disease: a randomized clinical trial with cerebrospinal fluid biomarker measures. Arch Neurol, 2012, 69 (7) : 836-841.

5. Nilforooshan R, Broadbent D, Weaving G, et al. Homocysteine in Alzheimer's disease: role of dietary folate, vitamin B_6 and B_{12}. Int J Geriatr Psychiatry, 2011, 26 (8): 876-877.

6. de Jager C A, Oulhaj A, Jacoby R, et al. Cognitive and clinical outcomes of homocysteine-lowering B-vitamin treatment in mild cognitive impairment: a randomized controlled trial. Int J Geriatr Psychiatry, 2012, 27 (6) : 592-600.

7. Annweiler C, Llewellyn D J, Beauchet O. Low serum vitamin D concentrations in Alzheimer's disease: a systematic review and meta-analysis. J Alzheimers Dis, 2013, 33 (3) : 659-674.

8. Zhao Y, Sun Y, Ji H F, et al. Vitamin D levels in Alzheimer's and Parkinson's diseases：a meta-analysis. Nutrition, 2013, 29 (6)：828-832.

9. Schrag M, Mueller C, Oyoyo U, et al. Iron, zinc and copper in the Alzheimer's disease brain：a quantitative meta-analysis. Some insight on the influence of citation bias on scientific opinion. Prog Neurobiol, 2011, 94 (3)：296-306.

10. Bucossi S, Ventriglia M, Panetta V, et al. Copper in Alzheimer's disease：a meta-analysis of serum, plasma, and cerebrospinal fluid studies. J Alzheimers Dis, 2011, 24 (1)：175-185.

11. Squitti R. Copper dysfunction in Alzheimer's disease：from meta-analysis of biochemical studies to new insight into genetics. J Trace Elem Med Biol, 2012, 26 (2-3)：93-96.

12. Okereke O I, Rosner B A, Kim D H, et al. Dietary fat types and 4-year cognitive change in community-dwelling older women. Ann Neurol, 2012, 72 (1)：124-134.

13. Kalli E G. Association of nutrients with biomarkers of Alzheimer's disease. Adv Exp Med Biol, 2017, 987：257-268.

14. Seneff S, Wainwright G, Mascitelli L. Nutrition and Alzheimer's disease：the detrimental role of a high carbohydrate diet. Eur J Intern Med, 2011, 22 (2)：134-140.

15. Cederholm T. Fish consumption and omega-3 fatty acid supplementation for prevention or treatment of cognitive decline, dementia or Alzheimer's disease in older adults - any news？ Curr Opin Clin Nutr Metab Care, 2017, 20 (2)：104-109.

16. Wu L，Sun D，Tan Y. Intake of fruit and vegetables and the incident risk of cognitive disorders：A systematic review and meta-analysis of cohort studies. J Nutr Health Aging，2017，21（10）：1284-1290.

17. Crichton G E，Bryan J，Murphy K J，et al. Review of dairy consumption and cognitive performance in adults：findings and methodological issues. Dement Geriatr Cogn Disord，2010，30（4）：352-361.

18. Ano Y，Nakayama H. Preventive effects of dairy products on dementia and the underlying mechanisms. Int J Mol Sci，2018，19（7）：pii：E1927.

19. Wu L，Sun D，He Y. Coffee intake and the incident risk of cognitive disorders：A dose-response meta-analysis of nine prospective cohort studies. Clin Nutr，2017，36（3）：730-736.

20. Feng L，Gwee X，Kua E H，et al. Cognitive function and tea consumption in community dwelling older Chinese in Singapore. J Nutr Health Aging，2010，14（6）：433-438.

21. Song J，Xu H，Liu F，et al. Tea and cognitive health in late life：current evidence and future directions. J Nutr Health Aging，2012，16（1）：31-34.

22. Kesse-Guyot E，Andreeva V A，Jeandel C，et al. A healthy dietary pattern at midlife is associated with subsequent cognitive performance. J Nutr，2012，142（5）：909-915.

23. Hankey G J. Nutrition and the risk of stroke. Lancet Neurol，2012，11（1）：66-81.

24. Singh B，Parsaik A K，Mielke M M，et al. Association of mediterranean diet

with mild cognitive impairment and Alzheimer's disease：a systematic review and meta-analysis. J Alzheimers Dis，2014，39（2）：271-282.

25. Masana M F，Koyanagi A，Haro J M，et al. n-3 Fatty acids，Mediterranean diet and cognitive function in normal aging：A systematic review. Exp Gerontol，2017，91：39-50.

26. Anastasiou C A，Yannakoulia M，Kosmidis M H，et al. Mediterranean diet and cognitive health：initial results from the hellenic longitudinal investigation of ageing and diet. PLoS One，2017，12（8）：e0182048.

27. Hardman R J，Meyer D，Kennedy G，et al. The association between adherence to a Mediterranean style diet and cognition in older people：The impact of medication. Clin Nutr，2018，37（6）：2156-2165.

28. Berendsen A M，Kang J H，Feskens E J M，et al. Association of long-term adherence to the MIND diet with cognitive function and cognitive decline in American women. J Nutr Health Aging，2018，22（2）：222-229.

29. Mazza E，Fava A，Ferro Y，et al. Effect of the replacement of dietary vegetable oils with a low dose of extravirgin olive oil in the Mediterranean Diet on cognitive functions in the elderly. J Transl Med，2018，16（1）：10.

30. Morris M C，Wang Y，Barnes L L，et al. Nutrients and bioactives in green leafy vegetables and cognitive decline：Prospective study. Neurology，2018，90（3）：e214-e222.

（刘　丽　整理）

4. 久坐少动增加阿尔茨海默病的发生风险

不良的生活方式，如少动也是 AD 的危险因素之一，而久坐少动是当今社会人群较为普遍的生活方式，对这种可控性的危险因素加以干预可能是 AD 有效的防治策略之一。

（1）久坐少动增加 AD 的发生风险

目前普遍认为久坐少动与糖尿病等多种慢性病的发生及全因死亡有关。最近研究表明，体力活动减少对认知等脑功能损伤同样是致命的。

在加拿大开展的护士健康研究中，其中一项根据运动量的大小将 18 766 例 60 岁以上的女性受试者分为 5 组，10 年后随访发现运动量较大者认知测验成绩良好，经校正其他干扰因素后，运动量最大组多项认知测验成绩明显好于运动量最小组。

Ryan S 等对久坐少动与认知功能的相关性文献进行了系统综述，共纳入 7 项相关研究，综合考虑各项研究的质量后得出结论为久坐少动增加痴呆的发生风险。

Hashimoto M 等对 213 例社区常住老年人进行研究，通过结构性问卷调查了解受试者日常体力活动的情况，通过简易智力状态检查（mini-mental state examination，MMSE）量表等评价认知功能，同时对部分受试者进行了头部磁共振检查，结果表明海马萎缩及记忆障碍与受试者的日常体力活动减少有关。

（2）运动改善认知功能

为定量评价体育活动与 AD 之间的关系，Michael W 等对 9 项流行病学研究进行了荟萃分析，结果发现在 65 岁以上老年人群中，进行体力运动明显降低 AD 的发生风险，并延缓认知功能衰退。不同形式的体育运动可改善 AD 源性 MCI 患者的认知状态、脑结构与功能，或许成为 AD 的防治手段之一。近年来，运动的时间、强度、形式及个体基因表型等因素对运动有效性影响的研究日渐深入，这无疑为进一步制定针对性的运动处方以为老年人在认知方面最大获益提供理论依据。

（3）*APOEε4* 影响体育锻炼对认知功能的保护作用

APOEε4 是目前研究较为透彻的与 AD 相关的风险基因型，近年发现其不仅增加 AD 的发生风险，还可影响体育运动对认知功能的保护作用。神经影像学研究发现，运动对 *APOEε4* 等位基因携带者的脑保护作用更明显。有规律地进行体育运动可延缓认知功能下降，尤其是在 *APOEε4* 等位基因携带者中这种作用更明显，即使是轻度的体育运动也可使 *APOEε4* 等位基因携带者的认知功能得到保护。针对脑内 Aβ 沉积的研究也同样证实了 *APOEε4* 等位基因对运动与认知功能交互作用的影响，即 Aβ 在运动少的 *APOEε4* 携带者中水平更高，而在运动多的携带者中少于运动多、非 *APOEε4* 等位基因携带者。

（4）运动改善认知功能的潜在机制

①Aβ 依赖的神经保护途径：Aβ 是由淀粉样前体蛋白(amyloid

precursor protein，APP）在 β 分泌酶和 γ 分泌酶连续剪切后生成，某些因素可导致上述过程受到影响，从而引起 Aβ 的生成发生变化。Hardy 于 1992 年提出的"淀粉样蛋白瀑布假说"是目前解释 AD 发病的经典理论，认为 Aβ 在脑内的过度产生和沉积导致的 NP、NFT 及神经元缺失是 AD 发生及进展的首要环节。

研究表明，运动具有对抗 Aβ 的作用。运动可减少 AD 大鼠脑中可溶性 Aβ42 的沉积，体力活动可以显著降低转基因 AD 大鼠脑组织中可溶性 Aβ40 及纤维样 Aβ 的水平。一项随机、对照研究结果显示，高强度有氧运动可使 AD 源性 MCI 患者血浆 Aβ42 的水平降低。体力活动可通过影响 APP 的代谢途径而减少细胞外 Aβ 的沉积。此外，预防性体育运动可在 AD 发生前改变 APP 的代谢过程，增加 Aβ 的降解。转基因 AD 大鼠海马 Aβ 依赖性神经元死亡也可通过体育运动而明显减少。运动可影响 Aβ 的代谢过程，进而发挥有益作用。研究表明，跑台跑步可降低 β 位淀粉样前体蛋白裂解酶 1（beta-site APP-cleaving enzyme 1，BACE1）水平，抑制其功能，进而影响 APP 的代谢过程，从而减少 Aβ 的产生和沉积。运动可以从基因表达、蛋白水平及活性三个层面抑制 BACE1 的作用，从而影响 APP 的代谢和 Aβ 的产生。进一步研究发现，运动引起的 BACE1 水平下降与蛋白激酶 A（protein kinase A，Akt）、细胞外调节蛋白激酶（extracellular regulated protein kinases，ERK）及其信号传导通路的抑制相伴，提示 Akt/ERK 信号通路可能与运动介导的保护作用有关。

研究显示，早老素（presenilin，*PS*）基因突变与 AD 相关。PS1 和 PS2 是两种同源蛋白，其中 PS1 是 γ 分泌酶复合物的一部分，介导了 APP 的代谢过程，而 PS2 则通过与酶复合物结合而发挥稳定酶的作用。*PS1* 或 *PS2* 基因突变可以促使 APP 的代谢过程向 Aβ42 转化。研究表明，体育运动可以抑制 *PS2* 基因突变诱导的记忆损伤及 BACE1 活化，减少 Aβ42 在海马及大脑皮层的沉积；同时，运动可以明显降低 APP/PS1 大鼠海马 PS1 的表达和 APP 的磷酸化，同时使 Aβ 聚集减少。

脑啡肽酶（neprilysin，NEP）和胰岛素降解酶（insulin degrading enzyme，IDE）是影响 Aβ 水平的另外两种酶类物质。越来越多的研究证据提示，NEP 与 IDE 水平在 AD 患者中下降，打破了脑内 Aβ 产生与清除之间的平衡。Moore 等研究发现，低强度和高强度运动可使海马及大脑皮层中 NEP 和 IDE 的基因表达水平及活性增加，且呈剂量依赖性。

②非 Aβ 依赖的神经保护途径：一些研究结果还表明，运动可通过某些非 Aβ 依赖途径改善 AD 痴呆和 AD 源性 MCI 患者的认知功能。例如，运动可以增加脑源性神经营养因子（brain derived neurotrophic factor，BDNF）等神经营养因子的水平，进而发挥保护脑和改善认知功能的作用。

运动可以模仿氧化应激预适应的原理，减少活性氧类物质（reactive oxygen species，ROS）介导的蛋白损伤及控制应激敏感转录因子的活性。

运动还可减轻脑内神经免疫炎症反应。Kang 等研究表明跑台运动可减少 *PS2* 基因突变小鼠神经细胞死亡和肿瘤坏死因子 -α（tumor necrosis factor-α，TNF-α）及白介素 -1（interleukin-1，IL-1）的表达，减轻 Aβ 诱导的神经炎症反应。

AD 患者的内皮细胞功能受损，同时伴有脂质代谢紊乱，其可能是认知障碍及痴呆发生的血管因素。运动可增强脑血管床内皮一氧化氮合成酶的活性，从而增加脑血流灌注，减轻脑损伤。

中等强度运动与存在 AD 风险的成年人脑葡萄糖代谢增加有关。

综上所述，久坐少动会增加 AD 的发生风险，而运动可以改善患者的认知功能。

参考文献

1. Piazza-Gardner A K，Gaffud T J，Barry A E. The impact of alcohol on Alzheimer's disease：a systematic review. Aging Ment Health，2013，17（2）：133-146.

2. Ekelund U，Steene-Johannessen J，Brown W J，et al. Does physical activity attenuate，or even eliminate，the detrimental association of sitting time with mortality？A harmonised meta-analysis of data from more than 1 million men and women. Lancet，2016，388（10051）：1302-1310.

3. Biswas A，Oh P I，Faulkner G E，et al. Sedentary time and its association with risk for disease incidence，mortality，and hospitalization in adults：a systematic review and meta-analysis. Ann Intern Med，2015，162（2）：123-132.

4. Falck R S, Davis J C, Liu-Ambrose T. What is the association between sedentary behaviour and cognitive function ？ A systematic review. Br J Sports Med, 2017, 51（10）：800-811.

5. Hashimoto M, Araki Y, Takashima Y, et al. Hippocampal atrophy and memory dysfunction associated with physical inactivity in community-dwelling elderly subjects：The Sefuristudy. Brain Behav, 2016, 7（2）：e00620.

6. Beckett M W, Ardern C I, Rotondi M A. A meta-analysis of prospective studies on the role of physical activity and the prevention of Alzheimer's disease in older adults. BMC Geriatr, 2015, 15：9.

7. Panza G A, Taylor B A, MacDonald H V, et al. Can Exercise Improve Cognitive Symptoms of Alzheimer's Disease ？ J Am Geriatr Soc, 2018, 66（3）：487-495.

8. Teixeira C V L, Ribeiro de Rezende T J, Weiler M, et al. Cognitive and structural cerebral changes in amnestic mild cognitive impairment due to Alzheimer's disease after multicomponent training. Alzheimers Dement（N Y）, 2018, 4：473-480.

9. Deeny S P, Winchester J, Nichol K, et al. Cardiovascular fitness is associated with altered cortical glucose metabolism during working memory in ε4 carriers. Alzheimers Dement, 2012, 8（4）：352-356.

10. Smith J C, Nielson K A, Woodard J L, et al. Interactive effects of physical activity and APOE- ε 4 on BOLD semantic memory activation in healthy elders. Neuroimage, 2011, 54（1）：635-644.

11. Schuit A J, Feskens E J, Launer L J, et al. Physical activity and cognitive decline, the role of the apolipoprotein e4 allele. Med Sci Sports Exerc, 2001, 33 (5): 772-777.

12. Head D, Bugg J M, Goate A M, et al. Exercise engagement as a moderator of the effects of APOE genotype on amyloid deposition. Arch Neurol, 2012, 69 (5): 636-643.

13. Zhao G, Liu H L, Zhang H, et al. Treadmill exercise enhances synaptic plasticity, but does not alter β-amyloid deposition in hippocampi of aged APP/PS1 transgenic mice. Neuroscience, 2015, 298: 357-366.

14. Baker L D, Frank L L, Foster-Schubert K, et al. Effects of aerobic exercise on mild cognitive impairment: a controlled trial. Arch Neurol, 2010, 67 (1): 71-79.

15. Herring A, Lewejohann L, Panzer A L, et al. Preventive and therapeutic types of environmental enrichment counteract beta amyloid pathology by different molecular mechanisms. Neurobiol Dis, 2011, 42 (3): 530-538.

16. Lin T W, Shih Y H, Chen S J, et al. Running exercise delays neurodegeneration in amygdala and hippocampus of Alzheimer's disease (APP/PS1) transgenic mice. Neurobiol Learn Mem, 2015, 118: 189-197.

17. Cho J, Shin M K, Kim D, et al. Treadmill Running Reverses Cognitive Declines due to Alzheimer Disease. Med Sci Sports Exerc, 2015, 47 (9): 1814-1824.

18. Kang E B, Kwon I S, Koo J H, et al. Treadmill exercise represses neuronal cell death and inflammation during Aβ-induced ER stress by regulating unfolded protein response in aged presenilin 2 mutant mice. Apoptosis, 2013, 18 (11): 1332-1347.

19. Liu H L, Zhao G, Zhang H, et al. Long-term treadmill exercise inhibits the progression of Alzheimer's disease-like neuropathology in the hippocampus of APP/PS1 transgenic mice. Behav Brain Res, 2013, 256: 261-272.

20. Yu F, Xu B, Song C, et al. Treadmill exercise slows cognitive deficits in aging rats by antioxidation and inhibition of amyloid production. Neuroreport, 2013, 24 (6): 342-347.

21. MacPherson R E, Baumeister P, Peppler W T, et al. Reduced cortical BACE1 content with one bout of exercise is accompanied by declines in AMPK, Akt, and MAPK signaling in obese, glucose-intolerant mice. J Appl Physiol (1985), 2015, 119 (10): 1097-1104.

22. Karran E, Mercken M, De StrooperB. The amyloid cascade hypothesis for Alzheimer's disease: an appraisal for the development of therapeutics. Nat Rev Drug Discov, 2011, 10 (9): 698-712.

23. Zhang S, Zhang M, Cai F, et al. Biological function of presenilin and its role in AD pathogenesis. Transl Neurodegener, 2013, 2 (1): 15.

24. Erickson K I, Miller D L, Roecklein K A. The aging hippocampus: interactions between exercise, depression, and BDNF. Neuroscientist, 2012, 18 (1): 82-97.

25. Radak Z, Kumagai S, Taylor A W, et al. Effects of exercise on brain function: role of free radicals. Appl Physiol Nutr Metab, 2007, 32 (5): 942-946.

26. Majdi A, Mahmoudi J, Sadigh-Eteghad S, et al. Permissive role of cytosolic

pH acidification in neurodegeneration：A closer look at its causes and consequences. J Neurosci Res，2016，94（10）：879-887.

27. Snyder H M，Corriveau R A，Craft S，et al. Vascular contributions to cognitive impairment and dementia including Alzheimer's disease. Alzheimers Dement，2015，11（6）：710-717.

28. Dougherty R J，Schultz S A，Kirby T K，et al. Moderate physical activity is associated with cerebral glucose metabolism in adults at risk for Alzheimer's disease. J Alzheimers Dis，2017，58（4）：1089-1097.

（赵　慧　整理）

5. 吸烟可增加阿尔茨海默病的危险性

吸烟是癌症和心血管疾病的高危因素早有定论。虽然国内外已有关于其与 AD 关系的大量研究，但是，由于观点不一致，并未得出公认的结论。吸烟者在发展到有症状 AD 之前可死于吸烟引起的其他疾病（如肺癌），因此吸烟相关疾病引起的死亡可能会掩盖吸烟和 AD 之间的关系。

（1）以往发现吸烟不增加 AD 的发生风险

早在 1989 年，Katzman 等就开始对 AD 的相关病因进行队列研究，得出的结论是吸烟与 AD 不相关（$RR0.27$，$95\%\ CI\ 0.11\sim0.61$）。随后，多个国家的研究也都没有发现吸烟与 AD 相关。甚至有研究报道，吸烟可能是对抗发展为 AD 的保护性因素之一，首先，尼古丁是烟草中导致成瘾的成分，其对中枢神经系统的兴奋作用是由脑内特异的尼古丁受体介导；研究发现，AD 患者脑中尼古丁受体的位点减少，给大鼠服用数天的尼古丁即可使尼古丁受体的位点上调。其次，尼古丁对 NP 的核心成分 Aβ 的影响。在动物试验中，尼古丁能减少大鼠脑中含 Aβ 肽段的 APP 的分泌；在体外试验中，尼古丁能抑制 Aβ 转化成 β 淀粉样纤维，并降解已形成的 β 淀粉样纤维，从而保护神经元。

（2）近年研究发现吸烟可使 AD 的发生风险增加

近年来的研究和荟萃分析均显示，吸烟可使 AD 的发生风险增加。一项大样本前瞻性队列研究（n=21 123）随访 23 年，结果显示中年期吸烟显著增加晚年 AD 的发生风险，与非吸烟者比较，每天吸烟超过 2 包者 AD 的发生风险明显升高（$HR2.57$，95%CI 1.65 ～ 2.78）。Reitz 等对 55 岁以上非痴呆人群的前瞻性队列（n=6868）随访 7 年，结果显示当前吸烟增加痴呆（$HR1.47$，95 ％ CI 1.18 ～ 1.86）和 AD（$HR1.56$，95%CI 1.21 ～ 2.02）的发生风险，而既往吸烟与痴呆、AD 或血管性痴呆均无关；当前吸烟能增加痴呆发生风险在没有携带 $APOE\varepsilon4$ 等位基因患者中表现得更加明显。近年来，日本 Hisayama 研究提示中年至老年阶段持续吸烟明显增加 AD 等各类痴呆的风险，中年后戒烟则未观察到痴呆发生风险的增加。系统综述及 Meta 分析均显示，吸烟是 AD 的危险因素，尤其是没有携带 $APOE\varepsilon4$ 等位基因的人群。

综上所述，2000 年之前的多数队列及病例对照研究倾向于认为吸烟与 AD 无关，甚至有保护作用，而其后的多数研究则认为吸烟增加 AD 的发生风险。

　　吸烟损害认知功能的可能机制：氧化应激被认为是吸烟导致 AD 的病理机制，体外实验、动物研究和文献报道均显示吸烟和尼古丁暴露与脑内氧化应激存在因果关系。尼古丁作为外源性活性氧、活性氮类物质能促进脑内和外周炎性细胞因子的释放，并激活这些物质通过免疫系统释放自由基和氧化的化合物，最终导致抗氧化剂如谷胱甘肽等的耗竭。因此，吸烟患者的神经系统和其他脏器长期处于慢性氧化应激状态，其可促进 Aβ 聚集和 tau 的磷酸化。此外，氧化应激还损伤内皮功能和一氧化氮介导的血管舒张。总之，吸烟引发的氧化应激可能作为启动 AD 病理生理过程的基本机制，促进 AD 的发生及进展。

参考文献

1. Chang C C, Zhao Y, Lee C W, et al. Smoking, death, and Alzheimer disease: a case of competing risks. Alzheimer Dis Assoc Disord, 2012, 26 (4): 300-306.

2. Durazzo T C, Mattsson N, Weiner M W, et al. Smoking and increased Alzheimer's disease risk: a review of potential mechanisms. Alzheimers Dement, 2014, 10(3): S122-S145.

3. Rusanen M, Kivipelto M, Quesenberry C P Jr, et al. Heavy smoking in midlife and long-term risk of Alzheimer disease and vascular dementia. Arch Intern Med,

2011，171（4）：333-339.

4. Ohara T，Ninomiya T，Hata J，et al. midlife and late-life smoking and risk of dementia in the community：the hisayama study. J Am Geriatr Soc，2015，63（11）：2332-2339.

5. Zhong G，Wang Y，Zhang Y，et al. Smoking is associated with an increased risk of dementia：a meta-analysis of prospective cohort studies with investigation of potential effect modifiers. PLoS One，2015，10（3）：e0118333.

6. Durazzo T C，Korecka M，Trojanowski J Q，et al. Active cigarette smoking in cognitively-normal elders and probable Alzheimer's disease is associated with elevated cerebrospinal fluid oxidative stress biomarkers. J Alzheimers Dis，2016，54（1）：99-107.

7. Toda N，Okamura T. Cigarette smoking impairs nitric oxide-mediated cerebral blood flow increase：Implications for Alzheimer's disease. J Pharmacol Sci，2016，131（4）：223-232.

（刘　丽　整理）

6. 饮酒与阿尔茨海默病的关系

饮酒是社会普遍接受的一种行为习惯，适当饮酒对身体有益，但过度饮酒却是一种不良嗜好，损伤心、脑及肝等重要器官的结构和功能。长期大量饮酒引起的"酒精相关脑损伤"（alcohol related brain damage，ARBD），是由酒精的慢性毒性作用及饮酒所致的维生素缺乏引起，其与饮酒的关系已被证实。而 AD 不同于 ARBD，饮酒与 AD 风险之间的关系复杂。现有研究并未就饮酒与 AD 发病风险之间的关系得出一致性结论。饮酒量不同、饮酒种类各异及研究人群的异质性可能是造成结果存在差异的原因。

（1）饮酒不影响 AD 等痴呆风险的临床研究

早些年的研究结果并未发现饮酒与痴呆的发生风险有关。Bore 等分析 Sydney Older Persons Study 研究的数据，结果显示饮酒并不增加痴呆的发生风险。Rosen J 等对 39 例既往有大量饮酒史的 AD 患者及 225 例性别和年龄相匹配的 AD 患者进行随访研究，结果表明，既往大量饮酒并不会对痴呆患者的症状及病程产生影响。另一项来自希腊人群的研究结果表明，饮酒与 AD 风险并不相关。Sun L 等对尚未确诊为痴呆的老年人进行研究，按照饮酒与否分为两组，结果发现酒精摄入与认知测试表现的优劣并没有明显的相关性。我国王清华团队在北京、上海、成都及西安 4 个城市的老年人群中进行痴呆患病率及危险因素的相关性分析，研究结果表明，饮酒与罹患 AD 的风险不相关。Graves 等对 5 项病例对照研究进行荟萃分析，结果显示，无论酒精摄入量如何，饮酒均与痴呆的发生风险无关。

（2）饮酒增加 AD 等痴呆风险的临床研究

与 ARBD 不同，目前仅有少数研究表明饮酒可以增加痴呆的发生风险。Harwood D 等研究表明,饮酒可以增加非西班牙裔白人罹患痴呆的风险。长期大量饮酒可以使 AD 的发病年龄提前 2～3 年。

(3)饮酒降低痴呆风险的临床研究

近年来的研究对饮酒量等可能影响试验结果的因素进行了细化,发现适量的酒精摄入可能是痴呆发生的保护性因素。在非洲裔美国人中,饮酒对 AD 的发生具有保护性作用。与不饮酒者相比,饮酒者患 AD 的风险更低(OR 0.53,95% CI 0.32～0.88)。Lindsay 等对 4615 例患者进行前瞻性研究,结果显示经常饮酒可降低 AD 的发病风险(OR 0.68,95% CI 0.47～1.00)。我国研究团队对中国重庆地区的 2632 例非痴呆受试者进行一项为期 2 年的前瞻性队列研究,采用标准单位酒精量作为饮酒量的评估标准,即不饮酒者定义为 < 1 单位 / 周,少中量饮酒者定义为女性 12～14 单位 / 周,男性 12～21 单位 / 周;大量饮酒者定义为女性 > 14 单位 / 周,男性 > 21 单位 / 周。研究结果显示,与不饮酒者相比,少中量饮酒者 AD 的发病率更低(OR 0.63,95% CI 0.55～0.72),且饮酒对认知的保护作用在校正了性别之后仍然存在。其他研究者也采用相似的饮酒量评估标准,对不同人群的痴呆风险进行分析,结果均提示少中量的酒精摄入有利于降低 AD 的发病风险。Weyerer 等对 3202 例受试者进行前瞻性研究,分别对基线、1.5 年及 3 年进行随访,结果表明饮酒对 AD 的发生具有显著的保护性作用,其中具有最大保护性作用的饮酒量在

20～29g/d。然而，当饮酒量达到大量（女性＞14单位/周，男性＞21单位/周）时，各种类型的痴呆风险均增加。

除饮酒量以外，饮酒的种类和 *APOEε4* 基因型等因素也是影响痴呆发生风险的因素。Luchisinger 等对 980 例无痴呆受试者进行了为期 4 年的随访，最终有 260 例发生了痴呆。在校正了性别、年龄、*APOEε4* 基因型及受教育水平等因素后，只有每天摄入少量红酒与较低的 AD 发生风险有关（*HR* 0.55，95% *CI* 0.34～0.89），而摄入白酒及啤酒等均不能降低 AD 的发病风险。进一步按照 *APOEε4* 基因型进行分层分析，结果显示，饮用红酒降低 AD 风险只表现在 *APOEε4* 等位基因缺失的人群中。由此可见，饮酒与痴呆风险之间的关系可能与饮酒量、种类及人群基因型有关。

综上所述，饮酒与认知功能之间的关系十分复杂。现有的临床研究在人群入组、研究设计、饮酒程度量化的一致性及认知功能客观评测等方面存在不足。大样本、前瞻性队列研究及统一的量化标准有助于揭示饮酒与 AD 之间的确切关系。

（4）饮酒影响认知功能的机制研究

①适量饮酒有益于认知功能的机制。除临床研究外，越来越多的研究者开展了针对酒精与中枢神经系统结构及功能关系的研究。一些研究结果提示，适量饮酒可能降低脑血管病和脑动脉硬化的危险因素，可以抑制血小板的聚集、降低脂质水平、减轻脑动脉闭塞及增加脑组织血液供应，还可使海马的乙酰胆碱释放增

多，从而提高认知功能。

②大量饮酒损害认知功能的机制。研究表明，长期大量饮酒可能通过神经免疫炎症反应损伤大脑的结构和功能。例如，酒精中毒、戒断及长期慢性饮酒可损害免疫系统，引起胶质细胞的过度激活，释放促炎性细胞因子，最终与脑内 Aβ 沉积有关。例如，酒精诱导的前列腺素 E2（prostaglandin E2，PGE2）通过蛋白激酶 A/ 环磷酸腺苷反应元件结合蛋白信号通路上调 Aβ 的表达。此外，最近的一项研究采用转录组学分析，结果表明酒精干预的胶质细胞对 Aβ 的吞噬作用减弱，也可能是促进 AD 发生及进展的机制之一。最后，酒精摄入所引起的一系列机能紊乱是 AD 的已知危险因素，如糖尿病、高血压、脑血管病及高血脂等。

尽管这些基础研究的结果并不完全一致，但从一定程度上与临床研究的结果相互印证，明确饮酒与认知功能之间的关系将为更好地指导人们生活方式的改变、降低痴呆风险提供有力的依据。

参考文献

1. Sun L，Xu H，Zhang J，et al. Alcohol consumption and subclinical findings on cognitive function，biochemical indexes，and cortical anatomy in cognitively normal aging Han Chinese population. Front Aging Neurosci，2018，10：182.

2. Harwood D G，Kalechstein A，Barker W W，et al. The effect of alcohol and to-

bacco consumption，and apolipoprotein E genotype，on the age of onset in Alzheimer's disease. Int J Geriatr Psychiatry，2010，25（5）：511-518.

3. García A M，Ramón-Bou N，Porta M. Isolated and joint effects of tobacco and alcohol consumption on risk of Alzheimer's disease. J Alzheimers Dis，2010，20（2）：577-586.

4. 邓娟，周华东，李敬诚，等 . 饮酒与老年性痴呆关系的前瞻性队列研究 . 中国现代医学杂志，2017，16（17）：2578-2580.

5. Weyerer S，Schäufele M，Wiese B，et al . Current alcohol consumption and its relationship to incident dementia：results from a 3-year follow-up study among primary care attenders aged 75 years and older. Age Ageing，2011，40（4）：456-463.

6. Ashwin Venkataraman，Nicola Kalk，Gavin Sewell，et al. Alcohol and Alzheimer's disease-does alcohol dependence contribute to beta-amyloid deposition，neuroinflammation and neurodegeneration in Alzheimer's disease? Alcohol and Alcoholism，2017，52（2）：151-158.

7. Kalinin S，González-Prieto M，Scheiblich H，et al. Transcriptome analysis of alcohol-treated microglia reveals downregulation of beta amyloid phagocytosis. J Neuroinflammation，2018，15（1）：141.

8. Gabr A A，Lee H J，Onphachanh X，et al. Ethanol-induced PGE2 up-regulates Aβ production through PKA/CREB signaling pathway. Biochim Biophys Acta Mol Basis Dis，2017，1863（11）：2942-2953.

（赵　慧　整理）

7. 阿尔茨海默病与睡眠障碍

（1）睡眠障碍与 AD 的关系

①失眠：失眠是指在 1 个月或更长的时间内出现入睡困难（入睡所需时间超过 30 分钟）、睡眠维持与睡眠质量下降等慢性问题，是最常见的睡眠障碍类型。第 1 个基于人群前瞻性队列研究的 Meta 分析结果显示，失眠增加老年人群全因痴呆的危险率高达 75%，使 AD 的发生风险增加 1 倍。

②睡眠片段化：睡眠片段化是指夜间睡眠浅、易醒，觉醒的次数超过 3 次。在一项前瞻性研究中纳入社区无 AD 的患者 737 例，采用体动记录仪记录睡眠状况，采用 19 项神经心理学量表评价认知功能，平均随访了 3.3 年，结果显示睡眠片段化与 AD 的发生及患者认知功能进行性下降相关。*APOEε4* 携带者的夜间觉醒次数明显增加。

③睡眠呼吸紊乱：睡眠呼吸紊乱是指在睡眠中出现的以异常呼吸模式为特征的疾病，典型症状包括呼吸暂停（停止呼吸）与低通气（浅呼吸或呼吸强度降低）。两项前瞻性研究结果显示，社区老年男性轻中度睡眠呼吸紊乱与 3 年内认知功能下降相关，社区老年女性睡眠呼吸紊乱与 5 年内 MCI 及痴呆风险增加相关。一项针对老年女性的观察性研究结果显示，睡眠呼吸暂停低通气指数、中枢呼吸暂停指数和氧饱和度等睡眠呼吸紊乱指标与更差的认知功能相关，且这种相关性在携带 *APOEε4* 基因型者中尤为显著。

④白天过度嗜睡：白天过度嗜睡可由肥胖、不良睡眠习惯、睡眠呼吸紊乱、抑郁及心血管疾病等引起，会增加认知障碍的风险。一项纳入社区老年人群的横断面研究结果显示，在控制了人口学指标、体力活动、睡眠时长、心理健康、内科治疗及焦虑药物使用等因素后，白天过度嗜睡患者更易发生认知障碍。一项前瞻性研究结果也显示，白天过度嗜睡与认知障碍及痴呆风险的增加相关。

⑤睡眠时长：与正常的 7 ~ 8 小时的睡眠时间相比，睡眠时长的缩短与老年人认知功能下降相关。然而，在一项横断面研究中，对老年人自我评估睡眠时长的数据进行分析，结果显示，睡眠时长增加与认知功能下降也相关。在一项纳入 ≥ 70 岁人群的研究中，睡眠时长增加至 9 小时及 9 小时以上与认知障碍的患病率升高相关。因此，在认知结局与睡眠时长之间存在 U 形相关性，睡眠时长的缩短及延长均可增加认知障碍与痴呆的风险。睡眠时长因而可能是预测老年人群认知结局的因素之一。

⑥昼夜节律紊乱：昼夜节律紊乱是指 24 小时生物节律发生改变，从而使包括睡眠在内的生理过程发生变化。随着年龄增长，人体的昼夜节律发生紊乱，常见于神经变性疾病如 AD。昼夜节律紊乱可增加老年人发生认知障碍的风险，通过依赖睡眠的途径影响认知功能。研究发现，昼夜节律紊乱甚至可于 AD 的病理改变及临床症状之前出现；节律越差的老年人越容易罹患 AD，累及记忆、信息处理与执行功能等多个认知领域；睡眠—觉醒节律的片段化与 AD 患者认知障碍的加重和疾病进程的加快

相关。

⑦睡眠质量下降：睡眠质量下降是神经变性疾病的早期表现，其可导致认知障碍，促使其向痴呆转化，并与 AD 有关。一项前瞻性研究纳入认知功能正常的老年人群，采用匹兹堡睡眠质量指数评价睡眠质量，采用 MMSE 量表评价认知功能，共随访 12 个月，结果显示，睡眠质量降低明显增加认知功能下降的风险，并与工作记忆、视空间能力、注意力的定势转移、推理能力、解决问题能力及整体认知功能均有关。

（2）AD 患者睡眠障碍的临床特征

AD 患者睡眠障碍主要由睡眠结构和昼夜节律紊乱引起一系列的临床表现，并随着病情的进展而加重。

①轻度 AD：AD 患者在早期即出现明显的睡眠结构紊乱，表现为夜间觉醒时间延长、觉醒次数增加，出现睡眠片段化，非快速眼动睡眠期和快速眼动睡眠期缩短，总睡眠时间减少，出现白天困倦。

②中度 AD：上述睡眠障碍的临床症状进一步加重，出现白天过度嗜睡，快速眼动睡眠期的改变更加明显，睡眠的百分比明显下降，睡眠持续的时间明显缩短。

③重度 AD：白天过度嗜睡加重，白天绝大部分时间处于睡眠状态；夜间睡眠时相延迟，甚至昼夜节律颠倒；傍晚出现精神行为症状，表现为注意力涣散、思维和语言混乱、情感障碍（焦虑、惊恐）、感知觉紊乱（幻听、幻视）、异常的运动（徘徊、游

走)、激越及冲动行为等，即"落日征"。

(3) AD 患者睡眠障碍的发生机制

① AD 神经病理蛋白增加：在生理状态下，脑内 Aβ 水平呈现昼夜波动，睡眠时下降，觉醒时升高。睡眠时大脑皮层细胞外间隙增加约 60%，以清除 Aβ 和其他物质。睡眠障碍发生时，大脑清除的 Aβ 减少，使其在脑内的水平明显升高。最近研究发现，睡眠剥夺时，人脑脊液（cerebrospinal fluid，CSF）中 Aβ 水平明显升高，达 30%，同时 CSF 中 tau 的水平也明显升高，达 51.5%，并且 CSF 中 Aβ 水平与 tau 水平显著相关。可见，睡眠障碍导致 AD 神经病理蛋白增加。

睡眠障碍使 AD 神经病理蛋白增加的机制：首先，睡眠障碍是一种应激反应，其可产生大量的自由基，降低铜锌超氧化物歧化酶等抗氧化防御系统；还可激活下丘脑—垂体—肾上腺轴，促肾上腺激素释放激素受体的表达增加，并增加兴奋性神经递质的分泌，提高神经元的兴奋性，进而增加 APP 的剪切，使 Aβ 生成增多、沉积增加，进而启动 tau 的过度磷酸化，最终导致神经元的变性、死亡。其次，神经元活性与睡眠—觉醒周期相关，觉醒时兴奋性突触后电位的频率和幅度增加，而睡眠时降低；神经元活性增加时 Aβ 水平升高，神经元活性降低时 Aβ 水平降低。

② 神经递质系统失衡：睡眠与觉醒是由脑干、下丘脑、基底前脑与丘脑等脑区调节，这些脑区发出神经纤维投射至大脑皮层，并释放具有调节睡眠—觉醒周期的兴奋性及抑制性神经递质。

促进觉醒的神经递质系统包括：乙酰胆碱（基底前脑、脑干）、谷氨酸（基底前脑）、5-羟色胺（脑干）、去甲肾上腺素（脑干）、食欲素（丘脑下部）及组胺（丘脑下部）。

抑制觉醒的神经递质系统是 γ 氨基丁酸（丘脑、基底前脑、丘脑下部）。

上述脑区及相关神经递质系统之间具有复杂的相互作用，共同调节睡眠—觉醒周期；同时，这些神经递质通路又与记忆及认知功能密切相关。因此，睡眠与认知共享通路的异常变化可能导致 AD 患者同时出现一系列认知下降和睡眠紊乱的临床症状。

③昼夜节律紊乱：首先是视交叉上核的改变。视交叉上核是人体的生物钟，其功能与 24 小时昼夜节律的变化同步。AD 患者视交叉上核神经元在变性和死亡后数目减少，并出现明显的 AD 病理改变，包括 NP 和 NFT。其次是松果体褪黑素及其受体的改变。褪黑素是由松果体在视交叉上核的调控下分泌的吲哚类激素，通过褪黑素受体 1 和褪黑素受体 2 调控昼夜节律。褪黑素可抑制 Aβ 形成，减少 Aβ 的聚集和沉积，减轻 Aβ 对线粒体脱氧核糖核酸（deoxyribonucleic acid，DNA）的氧化损伤，降低凋亡相关因子 bax 及 caspase-3 等的表达，发挥一定的抗氧化和神经保护作用。

（4）AD 相关睡眠障碍的治疗

1）非药物治疗

①建立健康的生活方式：坚持有规律的作息，培养良好的

睡眠习惯；改善睡眠环境，提高环境舒适度；白天进行适当的活动，控制午睡时间，保持运动和休息的平衡；注意合理的饮食，晚餐避免过于丰盛，睡前避免饮用含咖啡因的饮料及烟酒；对患者进行以上睡眠相关知识的宣教。

②心理治疗：给予睡眠障碍患者关心和安慰，讲解睡眠卫生知识，消除顾虑，稳定情绪，为进一步治疗奠定基础。

③行为治疗：通过身心放松促进自律神经活动朝着有利于睡眠的方向转化，并使警觉水平下降，从而诱导睡眠的发生。认知行为疗法包括睡眠限制、刺激控制疗法及渐进性放松训练等，通过纠正患者在睡眠认知上的偏差而消除恐惧，使患者易于入睡。

2）药物治疗

①认知障碍的治疗：AD 的治疗药物包括胆碱酯酶抑制剂（多奈哌齐和卡巴拉汀）及美金刚。研究显示，其在改善 AD 患者认知功能的同时，也观察到其对睡眠节律及睡眠结构的改善，提高了患者的睡眠质量。

②睡眠障碍的治疗

a.苯二氮䓬类药物：此类药物直接抑制中枢神经系统，缩短睡眠潜伏期和夜间觉醒次数，中等剂量具有镇静催眠作用。老年人宜选用半衰期中等的药物（阿普唑仑、劳拉西泮）。半衰期较短的药物（三唑仑、奥沙西泮）适用于入睡困难者，但其剂量范围较窄，容易过量，应短期服用。半衰期较长的药物（氟西泮）反复使用可致蓄积、中毒，并导致跌倒和骨折，不适用于老年人。长期使用此类药物易产生依赖和日间遗留效应，导致日间嗜睡，进一步破坏睡眠；骤然停药易产生戒断综合征，影响记忆力、注意力及语言等认知功能，故不建议长期使用。

b. 新型镇静催眠药：与苯二氮䓬类药物相比，新型镇静催眠药如扎来普隆、佐匹克隆及唑吡坦等可缩短入睡时间，半衰期较短，不良反应较少；但长期应用也会导致依赖及焦虑、失眠等停药反应。

c. 抗抑郁药：与苯二氮䓬类药物相比，新一代抗抑郁药如米氮平、曲唑酮等用于治疗失眠时不易产生药物依赖，对认知功能影响小，已取得较好的疗效，适用于合并抑郁、焦虑的认知障碍患者。

d. 非典型抗精神病药：如喹硫平等具有镇静作用，多用于伴有严重精神障碍的失眠患者，应采用小剂量治疗，并短时间应用，症状改善后逐渐减量至停药。

e. 褪黑素：褪黑素是内源性睡眠诱导剂，褪黑素或其受体激动剂能缩短入睡时间，增加睡眠总时间，提高睡眠质量。褪黑素受体激动剂瑞美替昂已被美国食品及药品管理局（Food and Drug Administration，FDA）批准用于治疗睡眠障碍。不仅如此，研究提示褪黑素可改善 MCI，并可能阻止其向痴呆转化。

3）其他治疗

①持续气道正压（continuous positive airway pressure，CPAP）治疗：CPAP 治疗能减轻由睡眠呼吸紊乱导致的认知障碍，改善

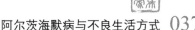

情景记忆及注意力、精神运动速度及执行能力等认知领域。

②光照疗法：光线是昼夜节律的重要调节因子，适当、定时地暴露于光线中可改变昼夜节律，对睡眠—觉醒节律改变的患者有效。根据睡眠昼夜节律紊乱的类型决定暴露的时段和强度，白天光照可使周期提前，傍晚光照可使周期延迟。

参考文献

1. Cipriani G，Lucetti C，Danti S，et al. Sleep disturbances and dementia. Psychogeriatrics，2015，15（1）：65-74.

2. de Almondes K M，Costa M V，Malloy-Diniz L F，et al. Insomnia and risk of dementia in older adults：Systematic review and meta-analysis. J Psychiatr Res，2016，77：109-115.

3. Lim A S，Kowgier M，Yu L，et al. Sleep Fragmentation and the risk of incident Alzheimer's disease and cognitive decline in older persons. Sleep，2013，36（7）：1027-1032.

4. Kahya M，Vidoni E，Burns J M，et al. The relationship between apolipoprotein ε 4 carrier status and sleep characteristics in cognitively normal older adults. J Geriatr Psychiatry Neurol，2017，30（5）：2942-2953.

5. Musiek E S. Circadian Rhythms in AD pathogenesis：A critical appraisal. Curr Sleep Med Rep，2017，3（2）：85-92.

6. Polsek D，Gildeh N，Cash D，et al. Obstructive sleep apnoea and Alzheimer's disease：In search of shared pathomechanisms. Neurosci Biobehav Rev，2018，86：142-149.

中国医学临床百家

7. Chauhan R, Chen K F, Kent B A, et al. Central and peripheral circadian clocks and their role in Alzheimer's disease. Dis Model Mech, 2017, 10 (10): 1187-1199.

8. Jansen W J, Ossenkoppele R, Knol D L, et al. Prevalence of cerebral amyloid pathology in persons without dementia: a meta-analysis. JAMA, 2015, 313 (19): 1924-1938.

9. Cedernaes J, Osorio R S, Varga A W, et al. Candidate mechanisms underlying the association between sleep-wake disruptions and Alzheimer's disease. Sleep Med Rev, 2017, 31: 102-111.

10. Yaffe K, Laffan A M, Harrison S L, et al. Sleep-disordered breathing, hypoxia, and risk of mild cognitive impairment and dementia in older women. JAMA, 2011, 306 (6): 613-619.

11. Slater G, SteierJ. Excessive daytime sleepiness in sleep disorders. J Thorac Dis, 2012, 4 (6): 608-616.

12. Keage H A, Banks S, Yang K L, et al. What sleep characteristics predict cognitive decline in the elderly? Sleep Med, 2012, 13 (7): 886-892.

13. Ramos A R, Dong C, Elkind M S, et al. Association between sleep duration and the mini-mental score: the Northern Manhattan study. J Clin Sleep Med, 2013, 9 (7): 669-673.

14. Homolak J, Mudrovčić M, Vukić B, et al. Circadian rhythm and Alzheimer's disease. Med Sci (Basel), 2018, 6 (3): pii: E52.

15. Potvin O, Lorrain D, Forget H, et al. Sleep quality and 1-year incident cognitive impairment in community-dwelling older adults. Sleep, 2012, 35 (4): 491-499.

16. Guarnieri B，Sorbi S. Sleep and cognitive decline：a strong bidirectional relationship. it is time for specific recommendations on routine assessment and the management of sleep disorders in patients with mild cognitive impairment and dementia. Eur Neurol，2015，74（1-2）：43-48.

17. Liu Z W，Faraguna U，Cirelli C，et al. Direct evidence for wake-related increases and sleep-related decreases in synaptic strength in rodent cortex. J Neurosci，2010，30（25）：8671-8675.

18. Schmidt C，Peigneux P，Cajochen C. Age-related changes in sleep and circadian rhythms：impact on cognitive performance and underlying neuroanatomical networks. Front Neurol，2012，3：118.

19. Kim H，Han H J. The effect of rivastigmine transdermal patchon sleep apneain patientswith probable Alzheimer's Disease. Dement Neurocogn Disord，2016，15(4)：153-158.

20. Grippe T C，Gonçalves B S，Louzada L L，et al. Circadian rhythm in Alzheimer disease after trazodone use. Chronobiol Int，2015，32（9）：1311-1314.

21. Cardinali D P，Vigo D E，Olivar N，et al. Therapeutic application of melatonin in mild cognitive impairment. Am J Neurodegener Dis，2012，1（3）：280-291.

22. Prilipko O，Huynh N，Schwartz S，et al. The effects of CPAP treatment on task positive and default mode networks in obstructive sleep apnea patients：an fMRI study. PLoS One，2012，7（12）：e47433.

23. Rosenzweig I，Glasser M，Crum W R，et al. Changes in neurocognitive ar-

chitecture in patients with obstructive sleep apnea treated with continuous positive airway pressure. E Bio Medicine，2016，7：221-229.

（朱荣彦　整理）

8. 抑郁可能是阿尔茨海默病的危险因素或前驱症状

老年期抑郁，一方面广义包含抑郁症、轻型抑郁、亚临床抑郁、躯体疾病或脑器质性疾病所致的抑郁状态；另一方面特指年龄超过 65 岁、符合国际疾病诊断标准（ICD-10）抑郁发作的临床综合征，称为老年抑郁症。老年抑郁症在社区的年患病率约为 5%，而 10%～15% 的老年人存在抑郁症状，护理院或一些医院甚至可高达 30%。在我国，随着人口老龄化进程和社会压力的增加，亚临床和轻度老年抑郁症普遍可见，其中 20% 轻度抑郁者可能恶化为抑郁症（major depression，MD），是致残及自杀的最重要的危险因素之一。老年期抑郁本身疾病负担沉重，且与老年高发的慢性疾病，如痴呆等彼此诱发，相互恶化。近年来，抑郁与认知障碍的关系引起了广泛的关注，特别是老年期抑郁可能是痴呆前驱的表现，已被不少研究证实。例如，Diniz 等人对社区居民的大样本进行荟萃分析，结果显示抑郁症状是认知损伤（包括 AD）的独立风险因素。

（1）抑郁与认知障碍的关联

老年期抑郁常伴随认知障碍，抑郁增加了患者发生 MCI 与痴呆的风险。抑郁和认知障碍至少存在以下四种关系。

①抑郁是"假性认知障碍"。认知障碍是暂时的，随着抑郁症状的缓解而消失。

②抑郁患者伴随认知障碍，且持续存在。指患者的临床表现以抑郁为主，并伴随有一定的认知损伤，其不随着抑郁的好转而好转，这些认知损伤往往是局灶性或轻度的，不符合痴呆的标准。

③抑郁症状先出现，伴随或之后出现认知障碍。认知障碍逐渐加重达到痴呆的诊断，这是"先抑郁，后痴呆"。随着患者痴呆症状的加重，抑郁症状逐渐减轻，逐渐被淡漠代替。

④先有认知障碍，伴随抑郁症状。抑郁是认知障碍患者病程中伴随的症状，与前面"先抑郁，后痴呆"的转归接近。随着认知障碍加重，患者很可能丧失体验抑郁的能力，转为淡漠。

认知障碍包括 AD 等多种疾病，不同类型认知障碍患者的抑郁症状不完全相同。AD 相关抑郁症状常同时忧虑自己记忆力不好、担忧自己钱财被偷等，因此，抑郁和焦虑具有一定的原因与指向。有研究认为抑郁是 AD 的风险因素，另有研究认为抑郁是痴呆的临床前期表现，并提出了痴呆前精神行为损害（mild behavioral impairment，MBI）的概念。目前，抑郁是痴呆的风险因素还是疾病的前驱期尚存争议，也有学者认为可能两者都存在。

（2）老年期抑郁与认知障碍的生物学基础

中枢神经系统的解剖学和化学变化是抑郁发生的主要生物学基础，也是认知受损的基础。

①解剖机制：抑郁与认知障碍在中枢神经系统解剖机制上密切相关。研究显示，抑郁患者各脑区的结构及功能均存在异常。额叶、基底节和皮质下白质损伤可能引起抑郁症状，也是患者出现执行功能障碍的原因。杏仁核、丘脑及额叶皮层等管理情绪的结构连接减少可能导致抑郁持续状态，神经胶质细胞的减少和神经元的异常表明了连接减少的可能，同时也是认知损伤的器质性改变的基础。

②神经免疫炎症机制：可能是 AD 的发病机制之一，脑内的胶质细胞和脑血管中的巨噬细胞介导了慢性神经免疫炎症，最终导致神经元凋亡和丢失，进而发展为神经退行性改变。此外，在抑郁患者中检测到神经免疫炎性因子、急性时相蛋白、趋化因子和黏附分子的水平升高，可见神经免疫炎症也是抑郁发生的关键环节。因此，神经免疫炎症机制可能是联系老年期抑郁与 AD 的中介机制。S100 钙结合蛋白 β 是一种炎性因子，主要分布在神经胶质细胞中，具有调节神经元增生、分化与存活的功能，并能透过血脑屏障（blood brain barrier，BBB）而成为神经精神疾病的外周标志物，研究发现血清 S100 钙结合蛋白 β 在脑外伤与脑血管病相关认知障碍患者中升高，在 AD 患者中降低，提示不同的炎性因子在不同类型的认知障碍患者中呈现不同的变化，因而

可能与其具有不同的抑郁症状有关。

③神经营养因子水平降低：研究发现，AD 和抑郁患者脑中的神经营养因子，特别是对神经元生长与突触可塑性具有重要作用而被认为具有神经保护作用的 BDNF 水平降低。AD 患者 CSF 中低水平的 BDNF 可以作为认知下降的预测因子。在抑郁患者中观察到血小板源性 BDNF 的水平下降，进而有研究发现抑郁患者外周细胞中 *BDNF* 基因的表达也下降。有学者推测 BDNF 可能通过影响海马的功能而将认知障碍和抑郁联系起来。

④脑血管因素：包括脑梗死、脑出血及脑小血管病等，不仅是血管性痴呆的病因，还被证实在 AD 的发病过程中也发挥重要的作用。有临床专家提出血管性抑郁的说法，然而是血管因素引发抑郁还是抑郁发生之后引起血管病变尚存争议，但血管因素在联系认知障碍和抑郁中的作用已被认可。有学者甚至认为，老年期抑郁患者出现精神运动迟缓、认知损伤等症状均可用血管性因素解释。

总之，神经解剖学异常、神经免疫炎症、神经保护作用减弱及脑血管因素是抑郁的危险因素，也导致大脑情感调控能力减退，即大脑功能的衰退或受损，成为认知障碍的基础。

参考文献

1. Bao C, Mayila M, Ye Z, et al. Forecasting and analyzing the disease burden of aged population in China, based on the 2010 global burden of disease study. Int J Environ Res Public Health, 2015, 12 (7): 7172-7184.

2. Diniz B S, Butters M A, Albert S M, et al. Late-life depression and risk of vascular dementia and Alzheimer's disease: systematic review and meta-analysis of community-based cohort studies. Br J Psychiatry, 2013, 202 (5): 329-335.

3. Maarouf C L, Kokjohn T A, Walker D G, et al. Biochemical assessment of precuneus and posterior cingulate gyrus in the context of brain aging and Alzheimer's disease. PLoS One, 2014, 9 (8): e105784.

4. Weisenbach S L, Kumar A. Current understanding of the neurobiology and longitudinal course of geriatric depression. Curr Psychiatry Rep, 2014, 16 (9): 463.

5. Kalia M, Costa E Silva J. Biomarkers of psychiatric diseases: current status and future prospects. Metabolism, 2015, 64 (3 Suppl 1): S11-S15.

6. Purrucker J C, Herrmann O, Lutsch J K, et al. Serum protein S100β is a diagnostic biomarker for distinguishing posterior circulation stroke from vertigo of nonvascular causes. Eur Neurol, 2014, 72 (5-6): 278-284.

7. Fang Y, Xiao S F, Zhang S Y, et al. Increased plasma S100β level in patients with major depressive disorder. CNS Neurosci Ther, 2016, 22 (3): 248-250.

8. Ambrée O, Bergink V, Grosse L, et al. S100B serum levels predict treatment response in patients with melancholic depression. Int J Neuropsychopharmacol, 2015,

19（3）：pyv103.

9. 胡卫红，丁宇杰，陆光华，等. 阿尔茨海默病患者血清脑源性神经营养因子水平研究. 精神医学杂志，2014，27（6）：424-426.

10. Singh M，Su C. Progesterone，brain-derived neurotrophic factor and neuroprotection. Neuroscience，2013，239：84-91.

11. Kanellopoulos D，Gunning F M，Morimoto S S，et al. Hippocampal volumes and the brain-derived neurotrophic factor val66met polymorphism in geriatric major depression. Am J Geriatr Psychiatry，2011，19（1）：13-22.

（李　霞　整理）

阿尔茨海默病的血管危险因素

9. 不同时期的血压与阿尔茨海默病存在不同的关系

（1）中年期高血压增加 AD 的发病风险，并参与 AD 病理特征的形成

高血压不仅是脑血管病的危险因素，也与 AD 的发生有关。在一项包含了 3707 例日本人和美国人的 Honolulu-Asia 研究中，结果提示中年期未经治疗的收缩期或舒张期高血压与 25 年后痴呆的发病有关，并与患者的脑萎缩、NP 及 NFT 的形成有关，此研究推测其原因可能为：①高血压导致动脉粥样硬化和微血管病变，造成脑灌注不足及能量供应障碍，使海马神经元变性、死亡；同时，中年期高血压也使局部蛋白质合成异常，导致神经递质紊乱、胆碱能受体缺失，并进一步促进海马神经元的变性、死亡。②脑低灌注引起一氧化氮水平降低，引起血管结构发生变化，使血管内皮细胞合成的一氧化氮进一步减少，加剧了脑的低

灌注，形成恶性循环，最终导致脑代谢紊乱，其一方面使 APP 分解异常，导致 Aβ 沉积，增加 NP 的形成；另一方面使 tau 发生过度磷酸化，形成双股螺旋细丝，促进 NFT 的形成。

（2）老年期高舒张压可降低 AD 的发病风险

老年期低血压与 AD 有关。一项对 75 岁以上老年人进行的 6～9 年的随访研究发现，低血压不仅促进 AD 的发生，而且加重 AD 的临床症状，其原因可能为 AD 的发病存在较长的潜伏期，神经元的进行性变性使血压的自动调节能力受损，导致血压下降，低舒张压可导致脑灌注不足，因此，AD 神经病理改变损伤了血压调节系统，引起血压下降。舒张压升高可提高脑灌注压，抵消脑灌注的不足。因此，老年期舒张压升高可降低 AD 的发病风险，这一观点在观察性和系统性回顾的研究中均被证实。

目前研究认为高血压对不同年龄段人群的认知功能具有不同的影响，呈 U 形曲线。在中年期，高血压增加 AD 的发生风险，并参与海马神经元的变性、死亡、NP 及 NFT 等 AD 神经病理的形成，因此，有效地控制中年期高血压可预防 AD 的发生。在老年期，低血压增加 AD 的发生风险，提高舒张压则可降低 AD 的发生风险。

10. 糖尿病与阿尔茨海默病

研究发现，糖尿病也能促进 AD 的发生。流行病学调查显示，2 型糖尿病患者发生 AD 的风险是非糖尿病患者的 1.4 ～ 4.3 倍。最近 Roberts 等对 1450 例认知功能正常的老年人群随访 4 年以确定 MCI 的危险因素，发现 2 型糖尿病能增加 MCI 的发生风险，特别显著地增加了男性患者遗忘型 MCI（amnesia MCI，aMCI）和多领域遗忘型 MCI（multiple-domain aMCI，MD aMCI）的发生率。将两种 2 型糖尿病小鼠模型——先天性肥胖小鼠和自发性糖尿病小鼠与 APP 转基因小鼠杂交，在 APP$^+$- 先天性肥胖小鼠和 APP$^+$- 自发性糖尿病小鼠中均发现糖尿病会加重认知障碍。糖尿病与 AD 相关的发病机制可能有以下几种。

（1）葡萄糖代谢降低导致 tau 的过度磷酸化

葡萄糖代谢降低可使脑血管发生动脉粥样硬化，导致管径变窄，引起脑灌注不足及能量供应障碍，加速 AD 神经病理的形成。tau 通过氨基糖化修饰作用反向调节磷酸化，在一项对葡萄糖代谢与 tau 磷酸化异常的研究中，结果显示葡萄糖代谢降低可使 tau 氨基糖化修饰作用下降，进而促进 tau 的过度磷酸化，导致 AD 的发生。

（2）胰岛素降解酶缺陷导致 Aβ 沉积增加

胰岛素降解酶（insulin degradation enzyme，IDE），是降解胰岛素的关键酶，也与 Aβ 的清除有关。IDE 既可与胰岛素结合，又可与 Aβ 结合，但与前者的亲和力明显高于后者，因而在高胰岛素血症的环境中，IDE 倾向于与胰岛素结合，从而导致与 Aβ 的结合减少，使 Aβ 清除率降低、在脑组织中大量沉积。研究发现 IDE 缺陷小鼠对 Aβ 的清除率比正常小鼠降低 10%～65%，表明 IDE 在 Aβ 的沉积中发挥重要作用。

（3）胰岛素信号通路受损与认知障碍有关

研究发现，AD 患者脑中胰岛素信号通路受损，如胰岛素—磷酯酰肌醇 3 激酶—蛋白激酶 B 信号通路相关因子的水平及活性均下降。在 AD 患者的尸检研究中，结果提示脑中胰岛素、胰岛素样生长因子 -1 的水平及胰岛素受体的活性均下降，且与认知障碍的严重程度呈正相关。

（4）皮质醇浓度升高与海马萎缩及认知障碍有关

在糖尿病模型鼠中，研究发现其血中皮质醇水平升高，并影响神经组织的发育及突触的可塑性，从而导致学习和记忆障碍。在长期未经控制的糖尿病患者中，研究也发现其血中皮质醇水平升高和认知功能下降。在 AD 患者中，增高的皮质醇水平与海马萎缩的范围及认知衰退的程度呈正相关。根据以上研究，我们推测糖尿病患者出现认知障碍可能与皮质醇水平升高有关。

11. 高胆固醇与阿尔茨海默病

（1）高胆固醇损伤胆碱能系统

在一项血胆固醇水平与 AD 病理关系的研究中，采用含 5%

胆固醇的食物喂养小鼠，5个月后发现小鼠Meynert基底核胆碱能神经元的数量明显减少，表明血高胆固醇水平与AD的神经病理改变有关，并且大脑皮层胆碱能神经递质的水平明显降低，小鼠的视空间能力明显受损。

（2）高胆固醇使Aβ42及过度磷酸化tau明显增多

通常情况下，脑内胆固醇主要是由星形胶质细胞合成，而不是从血中摄取胆固醇，因此，脑内胆固醇的含量与血中胆固醇的水平无关。脑内胆固醇的降解是一种主动过程，其降解产物24-羟基胆固醇不能通过BBB。然而，AD患者由于BBB破坏，致使胆固醇进入脑内，在细胞内可刺激γ分泌酶，使其活性增强，导致APP及Aβ42生成增多，这在高胆固醇饮食喂养的小鼠脑内得到证实，他汀类药物能抑制24-羟基胆固醇的形成，减少Aβ42的生成。此外，高胆固醇还可使脑内过度磷酸化tau的水平明显升高。可见，高胆固醇与AD神经病理相关，而降低胆固醇为AD的预防和治疗提供新思路。

（3）高胆固醇激活小胶质细胞，导致神经免疫炎症

以小胶质细胞激活为特征的神经免疫炎症是神经变性疾病的重要机制之一，其产生的大量神经免疫炎性因子和神经毒性因子成为神经元进行性变性和死亡的驱动力。在AD患者NP的周围发现了成簇分布的激活的小胶质细胞，其产生一系列神经免疫炎性因子，不断损伤胆碱能神经元，导致认知功能进行性衰退。研究发现，高水平胆固醇激活脑内小胶质细胞，产生神经免疫炎

症，导致神经免疫炎症因子的水平明显升高。

12. 高同型半胱氨酸与阿尔茨海默病

（1）高同型半胱氨酸水平升高增加 AD 的发病风险

对 60 岁以上人群研究发现，当血同型半胱氨酸（homocysteine，Hcy）水平高于 14μmol/L 时，AD 的发病率较 Hcy 水平正常者增加 1 倍。回顾性研究结果提示，AD 组血 Hcy 水平为 16.33 ～ 23.52μmol/L，而年龄匹配的健康对照组为 11.5 ～ 16.4μmol/L，AD 组明显高于对照组。前瞻性研究结果提示，高同型半胱氨酸血症（hyperhomocysteinemia，HHcy）与 AD 有关，其中一项研究对女性人群随访了 35 年，发现中年期 HHcy 是晚发性 AD 的独立危险因素。另一项研究对 MCI 和 AD 患者进行随访，结果显示 HHcy 能预测从 MCI 向 AD 的转化及 AD 患者认知功能的进行性衰退。但是，上述临床研究并没有确定 HHcy 在神经变性病中的作用，HHcy 究竟是 AD 的危险因素还是其认知功能下降的一种生物学标志仍然存在争议。

（2）HHcy 参与 AD 发病的可能机制

研究发现，HHcy 可能通过以下机制参与 AD 的发病：① DNA 甲基化减少可损伤脑内血管系统和神经元，促进早老素和 Aβ 形成；② DNA 甲基化减少损伤 BBB 的通透性，导致神经元死亡和认知功能下降；③ DNA 甲基化可引起神经免疫炎症反应，减弱抗氧化剂的作用；④直接诱导大脑皮层胆碱能神经元凋亡。

（3）降低 Hcy 可改善认知功能

最近研究发现，伴有 HHcy 的 APP 转基因小鼠经过 2 个月的降 Hcy 治疗后，认知障碍得到明显改善。在一项对 818 例 50 ～ 70 岁伴有 HHcy 的老年人随机进行叶酸或安慰剂治疗的研究中，3 年后发现叶酸治疗组认知功能明显好于对照组。但是，认知下降的原因包括环境及老化等多因素作用，目前认为增加叶酸和维生素 B$_6$ 能降低 Hcy 水平，但是不能降低 AD 的发病率，推测 HHcy 已造成的脑内 DNA 甲基化的减少并不能通过补充叶酸和维生素 B$_6$ 得到改善，因此，DNA 甲基化减少更可能是一种生物标志物而非危险因素。

13. 脑血管疾病与阿尔茨海默病

研究发现，50% 的痴呆患者脑内同时有脑血管病的病变和 AD 样神经病理（NP 和 NFT）的存在。血管危险因素增加认知障碍的风险最常见的脑血管疾病是脑小血管病，包括腔隙性脑梗死、脑室周围脱髓鞘、微梗死、微出血、白质病变和胶质增生等。脑血管病能通过多种机制增加 AD 的发病风险，包括脑血流减少和 BBB 破坏等，导致 Aβ 清除减少和 tau 的过度磷酸化，最终导致 AD 发生。AD 患者常出现分水岭梗死，提示淀粉样脑病和低灌注都参与 AD 的发生。一项大型临床研究入组了 4429 例 AD 患者，80% 的 AD 患者存在血管病理改变，20% 的 AD 患者影像学检查可见腔隙性脑梗死和微梗死。研究发现，脑血管疾病能增加晚发性和散发性 AD 的发病风险。

上述多种因素使脑血管发生损伤，导致代谢紊乱，使毒性物质进入过多、代谢废物排出减少，破坏胆碱能神经元环路，损害神经轴突，最终导致神经元变性、死亡，使患者出现认知障碍。脑血管病变破坏 BBB，使脑内 Aβ 的清除发生障碍，也使外周血中的 Aβ 进入脑内的量增加，导致脑内 Aβ 大量沉积。血管损伤或 Aβ 清除障碍可使 Aβ 沉积在血管中，导致淀粉样血管病。代谢紊乱导致蛋白激酶和磷酸酶失衡，使 tau 发生过度磷酸化，促进胆碱能神经元死亡。因此，预防和治疗脑血管疾病对防治 AD 具有重要意义。

参考文献

1. Iadecola C，Yaffe K，Biller J，et al. Impact of hypertension on cognitive function：A scientific statement from the American heart association. Hypertension，2016，68（6）：e67-e94.

2. Ninomiya T，Ohara T，Hirakawa Y，et al. Midlife and late-life blood pressure and dementia in Japanese elderly：the Hisayama study. Hypertension，2011，58（1）：22-28.

3. Chiang G C，Chang E，Pandya S，et al. Cognitive deficits in non-demented diabetic elderly appear independent of brain amyloidosis. J Neurol Sci，2017，372：85-91.

4. Takechi R，Galloway S，Pallebage-Gamarallage M M，et al. Dietary fats,

cerebrovasculature integrity and Alzheimer's disease risk. Prog Lipid Res, 2010, 49 (2): 159-170.

5. Zylberstein D E, Lissner L, Björkelund C, et al. Midlife homocysteine and late-life dementia in women. A prospective population study. Neurobiol Aging, 2011, 32 (3): 380-386.

6. Oulhaj A, Refsum H, Beaumont H, et al. Homocysteine as a predictor of cognitive decline in Alzheimer's disease. Int J Geriatr Psychiatry, 2010, 25 (1): 82-90.

7. Zhuo J M, Praticò D. Normalization of hyperhomocysteinemia improves cognitive deficits and ameliorates brain amyloidosis of a transgenic mouse model of Alzheimer's disease. FASEB J, 2010, 24 (10): 3895-3902.

8. Bergland A K, Dalen I, Larsen A I, et al. Effect of vascular risk factors on the progression of mild Alzheimer's disease and lewy body dementia. J Alzheimers Dis, 2017, 56 (2): 575-584.

9. Konishi K, Bohbot V D. Spatial navigational strategies correlate with gray matter in the hippocampus of healthy older adults tested in a virtual maze. Front Aging Neurosci, 2013, 5: 1.

10. Toledo J B, Arnold S E, Raible K, et al. Contribution of cerebrovascular disease in autopsy confirmed neurodegenerative disease cases in the National Alzheimer's Coordinating Centre. Brain, 2013, 136: 2697-2706.

11. Tosto G, Bird TD, Bennett D A, et al. The role of cardiovascular risk factors and stroke in familial Alzheimer disease. JAMA Neurol, 2016, 73 (10): 1231-1237.

（左丽君　整理）

阿尔茨海默病的病因

AD 是由遗传、环境和老化等多种因素共同作用的结果，而遗传因素在 AD 的发病中发挥重要作用。

国际上以 65 岁为界，将 AD 分为早发性 AD（early-onset AD，EOAD）和晚发性 AD（late-onset AD，LOAD）。按照是否与家族发病有关，将 AD 分为家族性 AD（familiar AD，FAD）和散发性 AD（sporadic AD，SAD）。在 EOAD 中以 FAD 居多，在 LOAD 中则以 SAD 为主。早发 FAD 患者发病年龄小，常呈家族聚集性发病，约占 AD 患者总数的 5%。LOAD 最常见，一般认为其由遗传和环境因素共同导致，家族史也是 LOAD 发病的重要风险因素。

14. 早发性家族性阿尔茨海默病与遗传

早发 FAD 遗传学特征主要表现为常染色体显性遗传，为多基因遗传，具有遗传异质性。在基因研究方面，早发 FAD 的致病基因相对明确,主要包括位于 21 号染色体的 *APP* 基因和 *APP* 剪切酶的 2 个亚基,即位于 14 号染色体的 *PS1* 基因及位于 1 号染色体的 *PS2* 基因突变。这三个基因突变是早发 FAD 重要的遗传致病因素,其参与一个相同的病理过程,即 APP 的异常水解,导致 Aβ42 增加,形成寡聚体,直至形成 NP 而发展为 AD。其中 75% ～ 80% 的早发 FAD 与 *PS1* 基因突变有关,*APP* 基因突变次之,*PS2* 基因突变较少。

(1) *APP* 基因与 FAD

1991 年 Goate 等首次报道了与 FAD 相关的 *APP* 基因位点的突变。*APP* 基因突变大部分为 Aβ 编码区,即 16 号、17 号外显子的杂合错义突变,目前也发现有全基因的重复性变异。*APP* 基因突变后可引起 APP 异常表达或水解发生改变,从而增加总 Aβ、Aβ42 的含量或改变 Aβ42/Aβ40 的比值。Aβ 作为淀粉样蛋白假说的核心与基础,其总 Aβ 或 Aβ42 增多及 Aβ42/Aβ40 的改变都可能对中枢神经系统造成影响。Aβ42 具有很强的神经毒性,更容易促进淀粉样蛋白变性及具有更高的聚集性。Sassi 等对伦敦一个 AD 家系进行研究,发现该家族中 *APP* 基因 17 号外显子存在 2149G > C 突变,导致 APP 蛋白 TM-1 结构域出现 V717L 错义编码,Aβ42 增加了 2.7 倍,Aβ40 降低了 1.5 倍。Kulic 等研究发现一些 *APP* 基因位点突变还可引起 Aβ 构象发生改变,使 Aβ 以寡聚体形式存在增多,从而加强其抗水解性,提高对突触的毒性。细胞内的 Aβ42 寡聚体还可参与神经炎症及 tau 的过度磷酸化，从而参与细胞内 NFT 的形成。

（2）*PS* 基因与 FAD

PS 基因也是 FAD 的重要致病基因。APP 经 BACE 和 γ 分泌酶的先后水解产生 Aβ，PS 蛋白是 γ 分泌酶复合物的活性中心。

PS1 基因突变是最常见的 FAD 突变类型，该基因突变后通过影响 APP 的剪切、tau 的异常磷酸化及凋亡、影响 AD 相关蛋白降解的调节，从而在 AD 发病中发挥重要作用。Raux 等研究发现 *PS1* 基因 4 号外显子突变导致编码蛋白结构域出现错义编码，增加了 APP 的生成。Wallon D 等发现 *PS1* 基因 5 号外显子存在 344A ＞ G，导致编码蛋白 HL-1 结构域出现 Y115C 错义编码，使 Aβ42 生成增加了 5.5 倍 。

PS2 基因与 *PS1* 基因产物的部分氨基酸序列相同，结构类似，在脑内的表达方式也类似。*PS2* 基因突变只在少数几个 AD 家系中被发现。Niu 等在三代家族成员中通过神经病理学检查和靶区域测序进行表型和谱系研究，这个家庭中有 6 例痴呆患者，先证者临床诊断为 AD，结果发现 *PS2* 基因 5 号外显子存在 421A ＞ T 突变，编码蛋白 TM- Ⅱ 结构域出现 N141Y 错义编码，而针对于此突变的功能尚未开展进一步研究。Xia 等观察了河南省一个早发 FAD 家族，通过基因测序发现目标区域在 *PS2* 基因 123 位密码子（P123L）产生 368C ＞ T 突变。

15. 散发性阿尔茨海默病与遗传

现已发现 SAD 也有一系列易感基因，近几年对 SAD 易感基因的研究越来越多。对于占多数的 SAD，目前除了肯定有关的 *APOE* 基因外，至少还发现了几十个与 AD 相关联的基因，并且推测这些关联基因的功能与 AD 的病因学相一致，包括胆固醇代谢、免疫功能及突触功能障碍或细胞膜的处理过程等。

（1）*APOE* 基因与 AD

① *APOE* 基因多态性与 AD：*APOE* 基因位于 19 号染色体，由 299 个氨基酸残基构成，主要在肝脏和脑组织中合成，广泛分布于血浆乳糜微粒、低密度脂蛋白和极低密度脂蛋白中。APOE 通过与受体相互作用参与脂类的转化、代谢及运输过程，同时在神经修复方面也具有重要作用。Utermann 等于 1975 年首次发现 *APOE* 基因具有多态性，分别为 *APOEε2*、*APOEε3* 和 *APOEε4*。*APOE* 基因变异在 LOAD 最常见，*APOEε4* 为 AD 发病的高风险基因，与 AD 发病率呈剂量依赖性关系，还使发病年龄提前；而 *APOEε2* 则为 AD 的保护性基因，可降低 AD 的发病风险，推迟发病年龄。*APOEε4* 基因已被证明为晚发性 AD 的独立危险因素。Jenny 等对 181 例晚发性 AD 患者和 181 例正常对照者进行病例对照研究，在探究多种基因与 AD 的关系时也证实 *APOEε4* 基因是晚发性 AD 的危险因素，可导致晚发性 AD 的发病年龄提前。

② *APOEε4* 基因与 AD 发病机制的研究：Risache 等的研究

共纳入 594 例认知功能正常或早期 MCI 或具有明显记忆障碍的志愿者，其中 *APOEε4* 基因阳性者 217 例，*APOEε4* 基因阴性者 377 例，对其脑组织中 Aβ 及 CSF 中 Aβ42 进行分析，结果发现 *APOEε4* 基因阳性者较 *APOEε4* 基因阴性者全部大脑皮质 Aβ 沉积明显增加、CSF 中 Aβ42 明显减少，表明 *APOEε4* 基因可促使 Aβ 在脑组织中沉积。然而，Lim 等对 84 例血中 Aβ 水平升高的老年人进行了长达 54 个月的研究，结果发现 *APOEε4* 基因携带者的记忆力较未携带者明显下降，此研究排除了脑组织 Aβ 沉积导致认知减退的因素，提示 *APOEε4* 基因引起 AD 不仅仅是由于 *APOEε4* 对 Aβ 沉积的影响所致，可能还有其他的机制参与。*APOEε4* 基因可能通过多种因素在 AD 发病中发挥重要作用，包括促进 Aβ 沉积、加速 NFT 形成，从而增加神经毒性；影响中枢神经系统的免疫功能，降低脂质及胆固醇代谢，降低葡萄糖代谢，损害脑功能；破坏线粒体，损伤血管及突触，促使大脑萎缩，从而促进 AD 的发生及进展。

③ *APOEε4* 基因与 AD 影像学变化的关系：Chen 等对 75 例老年人进行了认知功能评估、静息态功能磁共振成像（functional magnetic resonance imaging，fMRI）和弥散张量成像（diffusion tensor imaging，DTI）扫描，其中 35 例为 *APOEε4* 基因携带者、40 例为未携带者，结果显示 *APOEε4* 基因携带者脑白质网络的连接效率广泛下降，海马旁区的连接效率下降，从而对 *APOEε4* 基因携带者的记忆力造成了影响。

（2）*Clusterin*（*CLU*）基因

2009 年，全基因组关联分析（genome-wide association study，GWAS）报道了一个敏感的 LOAD 相关风险基因 *CLU* 基因，该基因位于 8p21.1，编码的凝集素蛋白也称为载脂蛋白 J（apolipoprotein J，APOJ），其主要作用包括参与细胞凋亡、补体调控、脂质运输、膜保护及细胞间的相互作用。*CLU* 基因可能与 *APOE* 基因存在共同的作用机制，如涉及类似的分子通路及均参与脂质代谢，从而参与 AD 的发病过程。一项基于正常人的随访研究表明，*CLU* 基因携带者较非携带者表现出更早的记忆存储功能异常。最新研究发现 *CLU* 基因变异可损伤对神经元发挥保护作用的髓鞘，在青少年时期，神经元可以修复损伤的髓鞘，因而不会出现认知功能减退，但是，随着年龄增长，该基因变异导致髓鞘自我修复能力减弱，造成认知功能逐渐减退，最终导致 LOAD。

（3）*CR1* 基因

研究发现 LOAD 和免疫炎症密切相关，而 CR1 作为补体系统的重要成分在 GWAS 研究中已被确认为 SAD 的易感位点，*CR1* 基因是继 *APOE* 基因之后非常重要的 AD 相关基因之一。*CR1* 基因位于 1q32，编码一种细胞表面受体，该受体与 C3b 和 C4b 结合后组成补体系统，参与清除含有 C3b 和 C4b 这两个蛋白质的免疫复合物。由于 Aβ 可与 C3b 结合，因此，CR1 可能参与 Aβ 的清除。在 AD 患者中，CR1 不但参与外周红细胞对 Aβ 的清除，而且还协助小胶质细胞清除脑内的 Aβ。CR1 参与的神经炎症反应在 AD 中发挥双刃剑的作用，一方面，可促进清除 Aβ 和抑制过度炎症反应，从而保护脑组织；另一方面，神经免疫炎症过度表达后可损伤神经元，促使神经元凋亡。CR1 基因多态性对大脑认知功能的损害作用可能是由于 CRl 蛋白影响了脑内 Aβ 的代谢所致。Lambert 等根据 GWAS 的结果得出 *APOE*、*CLU*、*CRl* 基因对 AD 发病风险的贡献分别为 25.5%、8.9% 和 3.8%。

（4）三磷酸腺苷结合盒转运体 A7

人类三磷酸腺苷结合盒转运体 A7（ATP-binding cassette transporter A7，*ABCA7*）基因位于 19p13.3，总长度 24kb，包含 46 个外显子，编码人类 ABC，其广泛分布于真核生物和原核生物中的一个蛋白超家族中，大多数三磷酸腺苷结合盒转运体整合于细胞膜或细胞器膜上，主要负责物质的跨膜转运，尤其在胆固醇的转运中发挥重要作用。Kim 等研究发现 *ABCA7* 的表达可调节 APP 的产生过程及抑制毒性 Aβ 斑块的形成，在 AD 大鼠模型中敲除 *ABCA7* 基因，脑内海马 Aβ 斑块增加 53%。胆固醇代谢紊乱是 AD 的风险因素，ABCA7 作为一种膜整合蛋白能够调节中枢神经系统膜胆固醇的含量与分布，这对于维持细胞内胆固醇稳态非常必要，胆固醇可调节 Aβ 的形成，*ABCA7* 可能是通过改变膜胆固醇的含量与分布而影响 AD 的发生与进展。

（5）桥连整合因子 1

桥连整合因子 1（bridging integrator1，BIN1），又称双载蛋白 2

(amphiphysin 2)，AD 基因数据库（http：//www.alzgene.org）及最近的一项大规模高加索人群 GWAS 荟萃分析均显示 *BIN1* 基因是继 *APOE* 基因之后与 AD 关联最为密切的致病基因。*BIN1* 基因位于 2q14.3，其编码的桥联整合蛋白 1 具有多重功能。*BIN1* 是一个关键的调控因子，在内吞、细胞膜循环、细胞骨架调控、DNA 修复、细胞周期和凋亡过程中均发挥重要作用。首先，该蛋白参与突触小泡的内吞作用，在一定程度上影响 APP 的加工和处理过程。另外，在人类神经母细胞瘤细胞和鼠源大脑中，*BIN1* 与微管相关蛋白 tau 共存且相互作用，从而影响微管的组装和稳定，从而在 AD 的发病过程中具有一定的作用。因此，*BIN1* 基因上的多态性位点可能对 LOAD 的患病风险产生影响。一方面，一些位点会破坏 *BIN1* 对披网格蛋白小泡形成的抑制作用，从而促进网格蛋白介导的内吞作用及 APP 的形成，从而增加 LOAD 的患病风险；另一方面，一些位点会破坏 *BIN1* 在突触小泡内吞中所起的作用，从而可能对 LOAD 的患病发挥保护作用，因为这可能降低了 APP 加工的有效性。

总之，AD 是一种复杂的神经变性疾病，受多基因及多因素的复杂效应影响。进一步探索 AD 相关基因、寻找高特异性和高敏感性的 AD 相关遗传危险因素，可为 AD 的早期诊断与干预治疗提供新的思路和证据。

参考文献

1. Loy C T, Schofield P R, Turner A M, et al. Genetics of dementia. Lancet, 2014, 383 (9919): 828-840.

2. Scahill R I, Ridgway G R, Bartlett J W, et al. Genetic influences on atrophy patterns in familial Alzheimer's disease: a comparison of APP and PSEN1 mutations. J Alzheimers Dis, 2013, 35 (1): 199-212.

3. Sassi C, Guerreiro R, Gibbs R, et al. Exome sequencing identifies 2 novel presenilin 1 mutations (p. L166V and p. S230R) in British early-onset Alzheimer's disease. Neurobiol Aging, 2014, 35 (10): e13-e16.

4. Kulic L, McAfoose J, Welt T, et al. Early accumulation of intracellular fibrillar oligomers and late congophilic amyloid angiopathy in mice expressing the Osaka intra-Aβ APP mutation. Transl Psychiatry, 2012, 2 (11): e183.

5. Larner A J. Presenilin-1 mutations in Alzheimer's disease: an update on genotype-phenotype relationships. J Alzheimers Dis, 2013, 37 (4): 653-659.

6. Wallon D, Rousseau S, Rovelet-Lecrux A, et al. The French series of autosomal dominant early onset Alzheimer's disease cases: mutation spectrum and cerebrospinal fluid biomarkers. J Alzheimers Dis, 2012, 30 (4): 847-856.

7. Niu F, Yu S, Zhang Z, et al. Novel mutation in the PSEN2 gene (N141Y) associated with early-onset autosomal dominant Alzheimer's disease in a Chinese Han family. Neurobiol Aging, 2014, 35 (10): 2420. e1-e5.

8. Xia M, Chen S, Shi Y, et al. Probable novel PSEN2 Pro123Leu mutation in a

中国医学临床百家

Chinese Han family of Alzheimer's disease. Neurobiol Aging, 2015, 36 (12): 3334.

9. Verghese P B, Castellano J M, Holtzman D M. Apolipoprotein E in Alzheimer's disease and other neurological disorders. Lancet Neurol, 2011, 10 (3): 241-252.

10. Zhou L, Li H Y, Wang J H, et al. Correlation of gene polymorphisms of CD36 and ApoE with susceptibility of Alzheimer disease: A case-control study. Medicine (Baltimore), 2018, 97 (38): e12470.

11. Risacher S L, Kim S, Nho K, et al. APOE effect on Alzheimer's disease biomarkers in older adults with significant memory concern. Alzheimers Dement, 2015, 11 (12): 1417-1429.

12. Lim Y Y, Villemagne V L, Pietrzak R H, et al. APOEε4 moderates amyloid-related memory decline in preclinical Alzheimer's disease. Neurobiol Aging, 2015, 36 (3): 1239-1244.

13. Liu C C, Kanekiyo T, Xu H, et al. Apolipoprotein E and Alzheimer disease: risk, mechanisms and therapy. Nat Rev Neurol, 2013, 9 (2): 106-118.

14. Chen Y, Chen K, Zhang J, et al. Disrupted functional and structural networks in cognitively normal elderly subjects with the APOE ε4 allele. Neuropsychopharmacology, 2015, 40 (5): 1181-1191.

15. Yu J T, Li L, Zhu Q X, et al. Implication of CLU gene polymorphisms in Chinese patients with Alzheimer's disease. Clin Chim Acta, 2010, 411 (19-20): 1516-1519.

16. Desikan R S, Thompson W K, Holland D, et al. The role of clusterin in amyloid-β-associated neurodegeneration. JAMA Neurol, 2014, 71 (2): 180-187.

17. Braskie M N, Jahanshad N, Stein J L, et al. Common Alzheimer's disease risk variant within the CLU gene affects white matter microstructure in young adults. J Neurosci, 2011, 31 (18): 6764-6770.

18. Shen N, Chen B, Jiang Y, et al. An Updated Analysis with 85939 Samples Confirms the Association Between CR1 rs6656401 Polymorphism and Alzheimer's Disease. Mol Neurobiol, 2015, 51 (3): 1017-1023.

19. Zhu X C, Yu J T, Jiang T, et al. CR1 in Alzheimer's disease. Mol Neurobiol, 2015, 51 (2): 753-765.

20. St-Amour I, Cicchetti F, CalonF. Immunotherapies in Alzheimer's disease: Too much, too little, too late or off-target ? Acta Neuropathol, 2016, 131 (4): 481-504.

21. Morgan B P. The role of complement in neurological and neuropsychiatric diseases. Expert Rev Clin Immunol, 2015, 11 (10): 1109-1119.

22. Rosenthal S L, Kamboh M I. Late-Onset Alzheimer's Disease Genes and the Potentially Implicated Pathways. Curr Genet Med Rep, 2014, 2 (2): 85-101.

23. Kim W S, Li H, Ruberu K, et al. Deletion of Abca7 increases cerebral amyloid-β accumulation in the J20 mouse model of Alzheimer's disease. J Neurosci, 2013, 33 (10): 4387-4394.

24. Satoh K, Abe-Dohmae S, Yokoyama S, et al. ATP-binding cassette transporter A7 (ABCA7) effects on amyloid processing and relevance to Alzheimer's disease. Alzheimer's& Dementia, 2012, 8 (4): 473.

25. Lambert J C, Ibrahim-Verbaas C A, Harold D, et al. Meta-analysis of 74046

individuals identifies 11 new susceptibility loci for Alzheimer's disease. Nat Genet，2013，45（12）：1452-1458.

26. Hu X，Pickering E，Liu Y C，et al. Meta-analysis for genome-wide association study identifies multiple variants at the BIN1 locus associated with late-onset Alzheimer's disease. PLoS One，2011，6（2）：e16616.

27. Seshadri S，Fitzpatrick A L，Ikram M A，et al. Genome-wide analysis of genetic loci associated with Alzheimer disease. JAMA，2010，303（18）：1832-1840.

28. Chapuis J，Hansmannel F，Gistelinck M，et al. Increased expression of BIN1 mediates Alzheimer genetic risk by modulating tau pathology. Mol Psychiatry，2013，18（11）：1225-1234.

29. Lee J H，Cheng R，Barral S，et al. Identification of novel loci for Alzheimer disease and replication of CLU，PICALM，and BIN1 in Caribbean Hispanic individuals. Arch Neurol，2011，68（3）：320-328.

（李丽霞　整理）

16. 清除脑中衰老的胶质细胞可改善 tau 依赖性病理改变及认知功能下降

细胞衰老的特征是伴随独特分泌表型的细胞周期不可逆的停止，其可以通过各种细胞内和细胞外的因子诱导。已有研究发现，表达细胞周期抑制蛋白 $p16^{INK4A}$ 的衰老细胞可积极驱动与年龄相关的自然发生的组织退化，并可导致与衰老相关的多种疾病。

美国梅奥诊所的一项研究在动物体内证实了清除脑中衰老的胶质细胞可改善 tau 依赖性病理改变及认知功能下降。首先，采用 $MAPT^{P301S}PS19$（以下简称 PS19）小鼠模型，这是一种 tau 病理模型，其特点包括胶质增生、NFT 聚集、神经元丢失和认知功能下降。研究人员对 $p16^{INK4A}$ 进行逆转录定量 PCR，结果发现 $p16^{INK4A}$（+）的衰老的星形胶质细胞和小胶质细胞在 4 月龄小鼠的海马中增多，在 6 月龄小鼠的皮层中增多，且衰老胶质细胞的出现早于 NFT。更重要的是，$p16^{INK4A}$ 表达增加与衰老标志物的表达相关，衰老细胞在 PS19 模型中病理出现的部位增多。

为了研究衰老的胶质细胞在 tau 介导的疾病发展中的作用，研究者将 INK-ATTAC 转基因品系（以下称为 ATTAC）与 PS19 杂交，并通过每周 2 次使用 AP20187（AP）来消除表达 $p16^{INK4A}$ 的衰老的胶质细胞。结果发现衰老的胶质细胞被清除后，PS19*ATTAC 小鼠原来高表达的衰老相关蛋白 SA-β-Gal 和 X-Gal 的结晶减少，达到了正常对照小鼠（ATTAC）的水平。为了证明衰老影响小胶质细胞和星形胶质细胞，研究人员发现在体外分离出来的小胶质细胞和星形胶质细胞高表达包括 $p16^{INK4A}$ 在内的衰老相关基因，表明衰老发生在 PS19 小鼠的星形胶质细胞和小胶质细胞中。

为了验证 AP 选择性地靶向衰老的胶质细胞，研究者制备了 ATTAC 小鼠的原代小胶质细胞和星形胶质细胞的体外培养物。结果显示，在没有衰老刺激的情况下，AP 对培养物介导的衰老标志物的清除并不显著；采用 AP 对 ATTAC 小鼠进行体内干预表明，短期使用不能促进细胞的过度凋亡，延长使用也不能增加小胶质细胞的增生。另外，PS19*ATTAC 小鼠脑中星形胶质细胞和小胶质细胞是正常 ATTAC 小鼠的 2 ～ 3 倍，AP 干预可使其水平恢复正常，表明 AP 能清除 PS19*ATTAC 小鼠脑中衰老的小胶质细胞和星形胶质细胞。

为了评估 tau 聚集是否受到衰老的胶质细胞清除的影响，研究者检测了不溶性 P-tau、T-tau 和可溶性 P-tau 的水平，结果显示经培养液处理的 PS19*ATTAC 小鼠 T-tau、可溶性 P-tau 和不溶性 P-tau 的水平均增加，而 AP 处理的 PS19*ATTAC 小鼠与对照组小鼠具有相同的 T-tau 水平，表明转基因品系 tau 的过表达维持，但 AP 可显著降低可溶性和不溶性 P-tau 的水平。上述结果表明，衰老细胞的积累促进了高度 P-tau 聚集体的形成。

8 月龄 PS19 小鼠出现神经变性，与 AP 处理的 PS19*ATTAC 小鼠相比，未经 AP 处理的小鼠脑体积缩小，海马齿状回发生神经变性，而 AP 干预可减轻上述病理改变。

为明确 AP 对病理的改变是否改善认知功能，研究者利用气味辨别试验发现了 AP 可改善 PS19*ATTAC 小鼠的短期记忆，表明衰老细胞的消除减轻了在载体处理的 PS19*ATTAC 小鼠中观察到的短期记忆丧失。

最后，研究人员采用溶酶 ABT263（navitoclax）对衰老细胞进行药理学清除，观察其是否对 PS19 小鼠的遗传缺陷产生影响，结果提示 ABT263 阻止了 6 月龄小鼠衰老相关基因的上调，并减弱了 PS19 小鼠脑中 tau 的磷酸化。

本研究表明，在疾病发生之前，对 tau 模型中表达 $p16^{INK4A}$ 的衰老的胶质细胞进行连续清除，对神经胶质增生、可溶和不溶性 P-tau 的积累、NFT 的形成、神经变性和认知功能衰退等多方面产生显著影响。

AP 对 PS19*ATTAC 小鼠脑中总的可溶性 tau 水平没有影响，表明 tau 的过度磷酸化和随后聚集形成的 NFT 是由表达 $p16^{INK4A}$ 的衰老的胶质细胞外信号介导的。采用 AP 治疗后，小鼠没有出现神经变性，表明疾病严重程度的减弱不是由于清除了含有 NFT 的神经元，而是清除了表达 $p16^{INK4A}$ 的衰老的胶质细胞。

综上所述，本研究结果表明，衰老的胶质细胞在 tau 介导的疾病起始和进展中发挥重要作用，靶向衰老细胞可以为这些疾病的治疗研发提供新的方向。

参考文献

Bussian T J，Aziz A，Meyer C F，et al.Clearance of senescent glial cells prevents tau-dependent pathology and cognitive decline.Nature，2018，562（7728）：578-582.

（连腾宏　整理）

17. 环境污染与阿尔茨海默病有关

近年来，研究者们开始在环境毒物中寻找普遍存在的 AD 等认知障碍性疾病的危险因素。污染的空气是一种复杂的混合物，包括悬浮颗粒物质（particulate matter，PM）、臭氧、硫氧化物、氮氧化物、挥发性有机化合物（如苯、甲苯和二甲苯）和金属（如铅、锰、钒和铁）等，其常见的来源是化石燃料燃烧和工农业生产过程。环境污染与呼吸及心血管疾病的关系已被充分证明。最近的流行病学和动物毒理学研究表明，空气污染可能导致 AD 等神经变性疾病的患病风险增加。

（1）环境污染物与 AD 等认知障碍性疾病的关系

① PM：PM 是由不同化学成分的液体和固体颗粒组成的混合物，包括直径 2.5μm（PM2.5）、介于 2.5 和 10.0μm 之间（PM2.5 ～ 10.0）和 10.0μm（PM10.0）的细颗粒物质，其中 PM2.5 尤其有害，对 PM2.5 ～ 10.0 和 PM10.0 的相关研究较少。

动物实验表明，PM 可通过循环进入大脑，或绕过 BBB 通过嗅球直接进入大脑。动物实验和人类尸检研究均表明，PM 暴露不仅会对大脑的血管造成破坏，还会通过循环或嗅觉神经进入大脑，诱导 AD 的发生，包括引起 Aβ42 水平升高、tau 的过度磷酸化，形成 NP 和 NFT，导致神经免疫炎症，促进神经元变性和死亡。

在 Ailshire 和 Crimmins 进行的一项大规模流行病学调查中，研究对象为美国 50 岁以上人群，对近 14 000 例参与者进行分析，结果表明每年暴露于 PM 2.5 越高者，其认知功能测试成绩越差，尤其是情景记忆明显受损，且在暴露的早期阶段即可出现。

环境污染物也会间接影响大脑，最值得注意的是，暴露于 PM 2.5 和其他污染物对心血管系统造成明显的影响，而大量研究表明心血管疾病有促进认知功能下降和导致痴呆的作用。因此，空气污染物即使没有到达大脑也可能会损害认知功能。

②交通相关空气污染：几乎所有交通相关空气污染，包括二氧化氮、氮氧化物、黑炭及交通颗粒物质等暴露与认知障碍相关。一项为期 15 年的前瞻性队列研究评估了瑞典北部一个主要城市的居民长期暴露于交通相关的空气污染物（主要是氮氧化物）与痴呆发病率之间的关系。结果显示，在基线 1806 名参与者中，191 例在试验期间被诊断为 AD。高水平暴露者比低水平暴露者痴呆的患病率更高，进一步证实交通相关的空气污染是 AD 重要的危险因素之一。

③二氧化氮、一氧化碳：对台湾地区国民健康保险研究资料库的数据进行分析，以评估空气污染对痴呆发生风险的影响，结果表明暴露于二氧化氮和一氧化碳会增加罹患痴呆的风险。

④黑炭：一项研究报告指出，暴露于黑炭与老年人群认知功能下降相关，黑炭浓度每增加 1 倍，MMSE 量表＜ 25 分的概率明显增加。

⑤铅：铅对神经系统的影响是确定无疑的，其神经毒性主要表现为智力及注意力受损等。

⑥锰：一项研究表明，工业来源的锰对居住在俄亥俄州两个城镇的成年人的认知功能造成损伤，暴露于锰与工作表现、视觉空间记忆和语言技能显著相关。

⑦臭氧：一项队列研究纳入台湾地区 95 690 例年龄 ≥ 65 岁在 2001—2010 年新诊断的 AD 患者，探讨 AD 与长期暴露于臭氧的关系，结果表明，长期暴露于高于美国环保署现行标准的臭氧增加罹患 AD 的风险。

⑧有机溶剂：研究发现暴露于甲苯与记忆障碍有关。

需指出的是，许多空气污染物通常为同一来源，如汽车产生的一氧化碳和氮氧化物，甚至彼此之间存在化学反应，这些污染物的水平在空间和时间上是相互关联的，因而很难从生物学角度解释每种污染物的影响。

（2）环境污染与认知障碍的神经影像学研究

神经影像学有助于深入了解认知障碍潜在的病理过程。长期暴露于空气污染物可能对脑的结构及功能产生影响，这些影响可以通过不同的 MRI 技术进行检测。

①灰质：在老年人群中进行的关于区域脑体积的研究均未发现暴露于空气污染物与皮质下脑结构（如海马、杏仁核和基底核）的体积之间存在显著关联，但在灰质方面的研究却得出不一样的结果。对参与队列研究的老年人群进行全脑基于体素的形态学分析，结果显示，暴露于 PM 2.5 与背外侧和内侧额叶皮质体积缩小相关。

②白质：空气污染物与脑白质体积缩小之间关系的研究得出了一致性的结果。在女性健康计划记忆研究队列中，结果显示，暴露于 PM 2.5 的水平与老年人群相关脑区（额叶、顶叶和颞叶）白质体积的缩小相关。这些与空气污染物相关的脑白质体积的缩小可能使暴露于高水平 PM 2.5 的老年人群大脑的总体积也缩小。

③小血管病变：一项来自普通人群或担心记忆力丧失的老年人群的大样本研究显示，暴露于 PM 2.5 或住所靠近交通主干道与脑白质高信号之间无明显关系。也可能因为小血管的退行性病变及白质高信号是老年人群头部 MRI 的常见表现，所以这项研究没有得出阳性结果，但这也提示老年人群在已存在小血管退行性病变的基础上更容易受到环境污染物的损害。

（3）空气污染物造成脑损伤的途径

尸检已经确认了人脑中存在 PM，其可能通过以下途径损害脑组织。

①空气污染物可能直接损害脑组织，也可能通过呼吸、心血管及免疫系统间接产生影响。PM 可能沉积于肺泡，被巨噬细胞吸收或进入间质，从而从呼吸道转移到大脑。可溶性成分（如金属、某些有机物）和非常小的颗粒也可通过呼吸道表面被直接吸收进入体循环。

②通过鼻腔嗅上皮可以直接运输部分吸入的物质，空气污染物经鼻黏膜、嗅神经进入嗅球，进一步在中枢神经系统中分布于海马等部位。

③空气污染物已被研究证实可以改变 BBB 的功能，通过 BBB 进入脑内。

④空气污染物还可通过胃肠道的迷走神经传入信号，直接与脑干神经元发生联系。

（4）环境污染与认知障碍关系的机制

①氧化应激：神经系统，特别是中枢神经系统，因为其具有高代谢需求、高能量消耗、广泛分布的轴突和树突状网络、细胞脂质和蛋白质含量高、内源性清道夫（如维生素 C 和超氧化物歧化酶）水平低的特点，因此，在一定程度上易受氧化应激的损伤。空气污染物能产生活性氧，消耗内源性抗氧化物质，改变线粒体功能，对脂质和 DNA 产生氧化损伤。氧化应激被认为是空气污染物对心血管和呼吸系统造成损伤的主要潜在机制。因此，有理由推测空气污染也会通过以上途径损害神经系统。

②神经免疫炎症：小胶质细胞是大脑固有的免疫细胞，是神经免疫炎症的主要调节因子，其可产生 IL-1、TNF-α、PGE2、γ 干扰素（interferon-γ，IFN-γ）和 ROS，包括过氧化氢、超氧化物和过（氧化）亚硝酸盐等。过度及慢性的小胶质细胞激活会产生神经毒性，参与神经元损伤的始动及放大过程。尸检研究已证实 AD 患者脑中的小胶质细胞被激活。中枢神经系统的其他细胞也会受到空气污染的影响，例如，星形胶质细胞在人类和动物暴露于空气污染物后被激活，少突胶质细胞的祖细胞和成熟细胞在暴露于空气污染物后产生细胞因子和生长因子。此外，老化

与神经免疫炎症相关，老化的大脑出现小胶质细胞激活、细胞因子水平升高，并且老化的大脑更易受到环境的影响，因此，环境污染物是老年人群非常重要的促炎因子。

③脑血流改变：暴露于空气污染物可导致血管壁自由基的产生增多，从而促进血管壁收缩，引起脑血管调节功能异常。某些认知领域损伤可用特定脑区更易受到环境污染物的影响而出现脑供血及供氧不足来解释。

④ AD 生物标志物的变化：Aβ42 及 tau 是 AD 临床前期的潜在标志物，神经病理学分析显示，生活在高污染环境中的人类尸检脑组织中 Aβ42 及 tau 的表达增加。这些发现已被动物试验证实，大鼠吸入柴油机尾气 6 个月后，检测脑组织发现 Aβ42 和 tau 的水平明显升高。一项来自墨西哥的研究探讨柴油机尾气对中枢神经系统的影响，将终生暴露于严重的空气污染物的居民（暴露组）和空气污染水平较低的小城镇居民（对照组）的脑组织样本中环氧化酶 2（cyclooxygenase 2，COX2）和 Aβ42 进行比较，结果表明，暴露组神经元和星形细胞中 COX2 表达和 Aβ42 积聚均更多，而高 COX2 表达和 Aβ 积聚是中枢神经系统疾病，尤其是 AD 的特征性表现之一。

参考文献

1. Block M L, Elder A, Auten R L, et al. The outdoor air pollution and brain health workshop. Neurotoxicology, 2012, 33 (5): 972-984.

2. Hyman B T, Phelps C H, Beach T G, et al. National Institute on Aging-Alzheimer's Association guidelines for the neuropathologic assessment of Alzheimer's disease. Alzheimers Dement, 2012, 8 (1): 1-13.

3. Nelson P T, Alafuzoff I, Bigio E H, et al. Correlation of Alzheimer disease neuropathologic changes with cognitive status: a review of the literature. J Neuropathol Exp Neurol, 2012, 71 (5): 362-381.

4. Kim S H, Knight E M, Saunders E L, et al. Rapid doubling of Alzheimer's amyloid-β40 and 42 levels in brains of mice exposed to a nickel nanoparticle model of air pollution. F1000 Res, 2012, 1: 70.

5. Ailshire J A, Crimmins E M. Fine particulate matter air pollution and cognitive function among older US adults. Am J Epidemiol, 2014, 180 (4): 359-366.

6. Blazer D G, Yaffe K, Liverman C T. Cognitive Aging: Progress in Understanding and Opportunities for Action. Mil Med, 2015, 180 (11): 1111-1113.

7. Qiu C, Fratiglioni L. A major role for cardiovascular burden in age-related cognitive decline. Nat Rev Cardiol, 2015, 12 (5): 267-277.

8. Power M C, Adar S D, Yanosky J D, et al. Exposure to air pollution as a potential contributor to cognitive function, cognitive decline, brain imaging, and dementia: A systematic review of epidemiologic research. Neurotoxicology, 2016, 56: 235-253.

9. Oudin A, Forsberg B, Adolfsson A N, et al. Traffic-related air pollution and dementia incidence in northern Sweden: a longitudinal study. Environ Health Perspect, 2016, 124 (3) : 306-312.

10. Chang K H, Chang M Y, Muo C H, et al. Increased risk of dementia in patients exposed to nitrogen dioxide and carbon monoxide: a population-based retrospective cohort study. PLoS One, 2014, 9 (8) : e103078.

11. Bakulski K M, Rozek L S, Dolinoy D C, et al. Alzheimer's disease and environmental exposure to lead: the epidemiologic evidence and potential role of epigenetics. Curr Alzheimer Res, 2012, 9 (5) : 563-573.

12. Bowler R M, Kornblith E S, Gocheva V V, et al. Environmental exposure to manganese in air: Associations with cognitive functions. Neurotoxicology, 2015, 49: 139-148.

13. Jung C R, Lin Y T, Hwang B F. Ozone, particulate matter, and newly diagnosed Alzheimer's disease: a population-based cohort study in Taiwan. J Alzheimers Dis, 2015, 44 (2) : 573-584.

14. Killin L O, Starr J M, Shiue I J, et al. Environmental risk factors for dementia: a systematic review. BMC Geriatr, 2016, 16 (1) : 175.

15. Chen J C, Wang X, Wellenius G A, et al. Ambient air pollution and neurotoxicity on brain structure: Evidence from women's health initiative memory study. Ann Neurol, 2015, 78 (3) : 466-476.

16. Casanova R, Wang X, Reyes J, et al. A voxel-based morphometry study reveals local brain structural alterations associated with ambient fine particles in older

women. Front Hum Neurosci, 2016, 10: 495.

17. Wilker E H, Preis S R, Beiser A S, et al. Long-term exposure to fine particulate matter, residential proximity to major roads and measures of brain structure. Stroke, 2015, 46 (5): 1161-1166.

18. Wilker E H, Martinez-Ramirez S, Kloog I, et al. Fine particulate matter, residential proximity to major roads, and markers of small vessel disease in a memory study population. J Alzheimers Dis, 2016, 53 (4): 1315-1323.

19. Block M L, Elder A, Auten R L, et al. The outdoor air pollution and brain health workshop. Neurotoxicology, 2012, 33 (5): 972-984.

20. Xu X, Ha S U, Basnet R. A review of epidemiological research on adverse neurological effects of exposure to ambient air pollution. Front Public Health, 2016, 4: 157.

21. Schulz E, Gori T, MünzelT. Oxidative stress and endothelial dysfunction in hypertension. Hypertens Res, 2011, 34 (6): 665-673.

22. Levesque S, Taetzsch T, Lull M E, et al. Diesel exhaust activates and primes microglia: air pollution, neuroinflammation, and regulation of dopaminergic neurotoxicity. Environ Health Perspect, 2011, 119 (8): 1149-1155.

23. Calderón-Garcidueñas L, Serrano-Sierra A, Torres-Jardón R, et al. The impact of environmental metals in young urbanites' brains. Exp Toxicol Pathol, 2013, 65 (5): 503-511.

（李婧婧 整理）

18. 疱疹病毒可能与阿尔茨海默病存在关联

（1）单纯疱疹病毒 1 型可能是 Aβ 和 P-tau 增多的原因

AD 相关病毒理念的提出是基于单纯疱疹病毒 1 型（herpes simplex virus 1，HSV1）出现在 60% 的 *APOEε4* 基因携带者的脑内，大部分是在 70 岁感染了 HSV1，HSV 可能在中年时到达脑内，维持一种潜伏的状态，转录很有限，可能很少或没有蛋白的合成。在潜伏期内，主要由免疫抑制、外周的感染和炎症等导致其间断出现再活动。直接的病毒作用和主要的炎症效应不断积累，最终导致 AD 的出现。

这一发现最初主要是基于这样的理念，即 HSV1 的 DNA 在 AD 患者和正常老年人脑中均可检测，其不同在于大部分 AD 患者是 *APOEε4* 基因携带者，表明 *APOEε4* 携带者更容易遭受病毒再活动的损伤，并且对损伤具有很弱的修复能力。

研究发现 HSV1 和 AD 之间的联系包括病毒 DNA 特异性分布在 AD 脑中的斑块，斑块的主要成分 Aβ 在 HSV1 感染的细胞培养体系和小鼠脑中不断增多，后来的其他研究也证实了上述发现（图 1、图 2）。总之，上述研究结果表明 HSV1 是 Aβ 及其斑块产生的原因。研究也表明 NFT 的主要成分 P-tau 在 HSV1 感染的细胞培养体系中不断增多。

Discovery	Reference
HSV1 DNA detected (by PCR) in brains of elderly controls and AD patients.	Jamieson et al. (1991)
HSV1 in brain of APOE-ε4 carriers confers high risk of AD. APOE-e4 is a risk for cold sores. First of several articles showing that APOE genotype modulates extent of microbial damage.	Itzhaki et al. (1997)
HHV6 DNA is present in AD brains.	Lin et al. (2002)
Intrathecal antibodies to HSV1 found in the elderly, showing that productive infection of HSV1 in brain has occurred.	Wozniak et al. (2005)
Aβ accumulation occurs in HSV1-infected cell cultures.	Wozniak et al. (2007)
HSV1 DNA is located specifically in amyloid plaques of AD brains.	Wozniak et al. (2009b)
AD-like tau (P-tau) accumulation occurs in HSV1-infected cell cultures.	Wozniak et al. (2009a)
HSV1 activates BACE1 via activation of PKR, then phosphorylation of eIF2-α.	Ill-Raga et al. (2011)
Acyclovir and other HSV1 replication-inhibitors reduce greatly the levels of Aβ and P-tau in HSV1-infected cell cultures.	Wozniak et al. (2011)
IVIG reduces greatly the levels of Aβ and P-tau in HSV1-infected cell cultures.	Wozniak and Itzhaki (2013)
Helicase primase inhibitor reduces greatly the levels of Aβ and P-tau in HSV1-infected cell cultures.	Wozniak et al. (2013)
Fucan reduces greatly the levels of Aβ and P-tau in HSV1-infected cell cultures.	Wozniak et al. (2015)
Interpretation of Taiwan population epidemiological data on HSV and risk of AD and antiherpes effects on development of senile dementia.	Itzhaki and Lathe (2018)

图 1 1991—2015 年作者试验室关于 HSV1 和 AD 患者的主要数据

（图片来源：Itzhaki R F. Corroboration of a major role for herpes simplex virus type 1 in Alzheimer's disease. Front Aging Neurosci，2018，10：324.）

Discovery	Reference
Association of cognitive impairment with HSV1-seropositive APOE-ε4 in aged cardiovascular patients.	Strandberg et al. (2005)
HSV1 load/expression is greater in APOE-ε4 transgenic mice.	Burgos et al. (2006), Miller and Federoff (2008) Bhattacharjee et al. (2008)
Presence/levels of serum anti-HSV1 antibodies is associated with AD.	Letenneur et al. (2008) and Lövheim et al. (2015)
HSV1-infected cell cultures produce hyper-phosphorylated tau.	Zambrano et al. (2008)
Genetic links between HSV1 and host cells from GWAS.	Licastro et al. (2011), Carter (2013)
Aβ inhibits HSV1 DNA replication in cultured neuronal cells.	Bourgade et al. (2015)
HSV1 causes synaptic dysfunction if cultured cortical neurons.	Piacentini et al. (2015)
Lysosomal load increases and lysosomal function inpaired in HSV1-infected cell cultures.	Kristen et al. (2018)
HSV1-infection confers a risk of senile dementia and antiherpes antivirals strongly protect against SD.	Tzeng et al. (2018a)
High levels of HHV6 and 7 in AD brains HSV1& also HSV1, and they cause changes in several transcriptional regulators.	Readhead et al. (2018)
Aβ fibrillization occurs when Aβ oligomer enfolds HSV1 as a protective measure.	Eimer et al. (2018)

图 2 2005—2018 年关于 HSV1 和 AD 的主要发现

（图片来源：Itzhaki R F. Corroboration of a major role for herpes simplex virus type 1 in Alzheimer's disease. Front Aging Neurosci, 2018, 10：324.）

  需强调的是，并不排除 Aβ 和 P-tau 在 AD 发病中的作用，而 HSV1 可能是 Aβ 和 P-tau 增多的原因。并且，在 HSV1 感染的细胞培养体系中，已经发现各种不同的抗病毒治疗手段可降低 Aβ 和 P-tau 的水平，特别是 P-tau 的水平。采用抑制病毒

DNA 复制的抗病毒治疗提示 P-tau 的形成依赖于病毒 DNA 的复制，而 Aβ 的形成并非如此，抗病毒药物通过抑制病毒的传播而抑制 P-tau 的形成。

（2）检测脑中 HSV1 及其在 AD 中作用的证据

HSV1 存在于脑是诸多问题的关键之处。研究发现，老年人脑存在 HSV1 之后，其他 5 个研究小组也肯定了 HSV1 的存在，其他研究通过多种手段予以证实，有时是间接的证实，采用的手段包括 HSV1 感染的 APOE 转基因小鼠或 APOE 转染的细胞系、GWAS 分析、流行病学研究 AD 患者血清抗 HSV1 的 IgG 和 IgM 抗体的浓度、感染的负荷、作为 HSV1 再活动标志的 IgG 亲和力的测量（IgG 代表 HSV1 感染，IgM 代表 HSV1 的再活动）。

然而，最近两项研究发现 HSV1 仅在小部分老年人和 AD 患者脑中存在，前一个研究可能是使用了老的固定材料、储存时间长，其对聚合酶链反应造成破坏，但是，研究没有明确指出聚合酶链反应的敏感性，因此，脑标本中 HSV1 的水平低于检测范围；另一项研究主要是寻找脑中的真菌，在 10 个脑标本中的 1 个检查到 HSV1 的 DNA，但是，研究也没有指出检测的敏感性，也没有描述恢复性的试验，如将 HSV1 的 DNA 加到 DNA 阴性样本中，以证明是否因污染的存在干扰了病毒 DNA 的检测。一项研究也是使用固定的脑标本通过免疫组化的方法寻找特异性 HSV1 蛋白，以 HSV1 感染的 Hela 细胞系作为对照，但是，人脑中病毒和病毒蛋白的水平明显低于感染的细胞系，因此，其免疫组织化学结果呈现阴性。

将 HSV1 和 AD 关联起来，和 Aβ 降解有关的另一因素是溶酶体损伤。多项研究已经表明溶酶体损伤在神经变性疾病中发挥重要作用，神经元对溶酶体的损伤特别敏感。最近研究发现，在细胞系中，HSV1 感染及氧化应激能增加溶酶体的负担，损害溶酶体的功能，这些损伤包括溶酶体水解酶和组织蛋白酶的活性降低，在氧化应激的状况下对组织蛋白酶的突变发挥作用，这样的变化可能可以解释溶酶体的增加和溶酶体蛋白功能的下降，且可出现在 AD 早期。与 AD 相关的基因，如 *APOEε4*、*ABCA7*、*CD2AP* 和磷脂酰肌醇结合网格蛋白组装蛋白（phosphatidylinositol binding clathrin assembly protein，PICALM）的多态性与 HSV1 的生活周期有关，导致自噬异常。上述结果指出了溶酶体损伤参与 AD 的发生，导致毒性物质不能从细胞中被有效地排出，支持了 HSV1 在 AD 中的作用，AD 患者脑和 CSF 中溶酶体蛋白浓度更高的事实反映了细胞试图去纠正溶酶体的损伤。

最近的另外两项研究与 AD 相关的病毒理念一致，导致以往人们对于这一理念的怀疑可能得到承认。第 1 项研究采用了 4 个来自美国不同地区的独立队列，分析了 AD 患者和对照组脑标本的转录组，结果显示其中 3 个队列中的老年和 AD 患者脑中存在人疱疹病毒 6（human herpersvirus 6，HHV6）、人疱疹病毒 7

(human herpers virus 7，HHV7) 及 HSV1。AD 患者脑标本中 HHV6 和 HHV7 的水平均明显高于对照者，这一结果支持和巩固了早期研究发现的老年脑中存在 HHV6 和 HSV1 (HSV1 在 AD 组和正常对照组中出现的频率是一致的，但是，HHV6 在 AD 患者中出现的频率更高)。研究还发现了病毒水平与临床痴呆评分、NFT 和淀粉样斑块的密度均有关。斑块的大小也受病毒存在的影响，微小核糖核酸 (micro ribonucleic acid，miR) -155 基因是一种具有神经保护作用的 miR，当 miR-155 基因敲除小鼠与 APP/PS1 小鼠杂交后，其后代较 APP/PS1 对照小鼠具有更多、更大的斑块。重要的是，对蛋白和 RNA 水平进行分析表明，病毒感染导致几种转录调节因子的变化，包括 APP 加工过程的调节因子，如 γ 分泌酶亚单位 PS1、BACE1、丛生蛋白 (clusterin，CLU) 及 PICALM。上述结果与早期采用 GWAS 分析微生物，特别是疱疹病毒与 AD 的关系相一致。有学者提出 HHV6 感染可能仅仅是一种机会性感染，HHV6 与 HSV1 共同发挥作用，HHV6 扩大了在动物组织和细胞培养体系中其他病毒的损害作用。Readhead 反对 HHV6 和 HHV7 仅为机会性感染的观点，因为其研究结果揭示了病毒水平与各种不同的 AD 特征指标相关。

第 2 项研究对抗病原体治疗进行深入研究，特别关注了 Aβ 的抗病毒作用，结果发现 Aβ 沉积物对感染具有内在的免疫应答作用。在感染的小鼠中，HSV1 和 HHV6 在 24 ～ 48 小时导致淀粉样斑块产生。在 3D 人神经细胞培养模型中，Aβ 寡聚体抑制

HSV1 感染，保护 5XFAD 转基因小鼠免患急性病毒性脑炎。可溶性寡聚体形式的 Aβ 通过病毒包膜糖蛋白的肝素结合域诱捕病毒，因而保护脑细胞免受感染。Aβ 宽大外表面的纤维化迅速出现，其反映了 Aβ 通过埋葬病原体而发挥保护作用。Aβ 宽大的外表面也与 AD 脑中 HSV1 的 DNA 非常特异地分布在淀粉样斑块中相一致。

（3）抗病毒治疗降低 AD 的风险

上述研究数据显示疱疹病毒与 AD 存在关联，但不能证明它们之间的因果关系。相比之下，中国台湾地区的科学家们发表了一项长期大型研究，结果发现在 30 000 多人中，感染疱疹病毒的患者罹患 AD 的风险是对照组的 2.6 倍，并且在使用抗病毒药的群体中，这一风险降低了 90%，支持了疱疹病毒与 AD 之间可能存在因果关系。

参考文献

1. Itzhaki R F. Corroboration of a major role for herpes simplex virus type 1 in Alzheimer's disease. Front Aging Neurosci，2018，10：324.

2. Itzhaki R F. Herpes simplex virus type 1 and Alzheimer's disease：increasing evidence for a major role of the virus. Front Aging Neurosci，2014，6：202.

3. Kristen H，Sastre I，Muñoz-Galdeano T，et al. The lysosome system is severely impaired in a cellular model of neurodegeneration induced by HSV-1 and oxidative stress. Neurobiol Aging，2018，68：5-17.

4. Readhead B, Haure-Mirande J V, Funk C C, et al. Multiscale analysis of independent Alzheimer's cohorts finds disruption of molecular, genetic, and clinical networks by human herpesvirus. Neuron, 2018, 99 (1): 64-82.

5. Hogestyn J M, Mock D J, Mayer-Proschel M, et al. Contributions of neurotropic human herpesviruses herpes simplex virus 1 and human herpesvirus 6 to neurodegenerative disease pathology. Neural Regen Res, 2018, 13 (2): 211-221.

6. Carter C J. Susceptibility genes are enriched in those of the herpes simplex virus 1/host interactome in psychiatric and neurological disorders. Pathog Dis, 2013, 69 (3): 240-261.

7. Eimer W A, Vijaya Kumar D K, Navalpur Shanmugam N K, et al. Alzheimer's disease-associated β-amyloid is rapidly seeded by herpesviridae to protect against brain infection. Neuron, 2018, 99 (1): 56-63.

8. Bourgade K, Garneau H, Giroux G, et al. β-Amyloid peptides display protective activity against the human Alzheimer's disease-associated herpes simplex virus-1. Biogerontology, 2015, 16 (1): 85-98.

9. Itzhaki R F, Lathe R. Herpes viruses and senile dementia: first population evidence for a causal link. J Alzheimers Dis, 2018, 64 (2): 363-366.

（李丹凝　整理）

阿尔茨海默病的发病机制

19. 神经免疫炎症是阿尔茨海默病进展的驱动力

AD 的病因及发病机制复杂，近年研究发现，以小胶质细胞过度激活及其产生大量自由基和炎性因子为特征的神经免疫炎症与 AD 密切相关。

（1）小胶质细胞和神经免疫炎症的特征

①生理状态下的小胶质细胞。小胶质细胞是脑内的神经免疫细胞，主要来源于外周血液系统的单核细胞。生理状态下，成熟脑组织中的小胶质细胞体积较小，胞质浓缩，具有细长突起，但无吞噬能力，仅通过简单的吞饮清除代谢产物，净化脑组织，维持脑稳态。静息状态的小胶质细胞可低水平表达细胞因子，并产生胶质细胞源性神经营养因子（glial cell-derived neurotrophic factor，GDNF），对脑组织发挥免疫监视及神经营养作用。

②神经免疫炎症的特征——小胶质细胞被过度激活。研究表

明，小胶质细胞被刺激因子过度激活时产生大量神经免疫炎性因子，损害神经元，成为 AD 潜在的发病机制之一。小胶质细胞被激活后形态发生显著变化，数量增多，胞质深染，体积增大，由静息状态时小的分枝状细胞变成形状不规则的阿米巴样细胞。同时，过度激活的小胶质细胞释放大量神经毒性因子，包括 ROS，如细胞外超氧阴离子（superoxide anion，O_2^-）和细胞内活性氧（intracellular ROS，iROS），还有一氧化氮（nitric oxide，NO）、过氧化氢及羟自由基等，也产生多种神经免疫炎性因子，包括 IL-1β、TNF-α、PGE2 及 γ 干扰素（interferon-γ，IFN-γ）等，损伤神经元。

③小胶质细胞尼克酰胺腺嘌呤二核苷酸磷酸氧化酶是神经免疫炎症的始动因子。小胶质细胞被过度激活后产生大量神经毒性因子和神经免疫炎性因子，其中，产生细胞外 O_2^- 的尼克酰胺腺嘌呤二核苷酸磷酸（β-nicotinamide adenine dinucleotide phosphate，NADPH）氧化酶 2（NADPH oxidase 2，NOX2）是小胶质细胞过度激活后启动神经免疫炎症、导致神经元进行性变性的始动因子。NOX2 是由多亚单位组成的酶复合体，由胞质和胞膜亚单位组成，胞质亚单位包括 p47^{phox}、p67^{phox}、p40^{phox} 及 GTP 结合蛋白 p21-Rac1，胞膜亚单位包括 gp91^{phox} 和 p22^{phox}（也称为细胞色素 b$_{558}$），主要催化氧生成 O_2^-。当 NOX2 受到刺激后，胞质亚单位移向胞膜，与胞膜亚单位结合，形成复合酶，产生 O_2^-，通过以下机制损伤神经元：a. 释放到细胞外间隙，

损伤神经元；b. 进入细胞内，产生 iROS，激活核因子 κB，然后通过多种信号转导通路产生大量的神经免疫炎性因子，如 TNF-α、IL-1β 和 PGE2 等，进行性损伤神经元。研究发现，在 AD 源性 MCI 患者和早期 AD 小鼠脑内，NOX2 的表达已经明显增加，并与 AD 病理进程进行性加重有关。

（2）小胶质细胞激活在 AD 不同阶段中的作用及机制

小胶质细胞是脑组织内在固有的神经免疫细胞，具有吞噬功能，是抵抗病原体或其他导致脑损伤因素的第一道防线。Aβ 的沉积可激活小胶质细胞，启动神经免疫炎症反应，其在 AD 的不同时期对神经元发挥不同的作用，即具有"双刃剑"的作用。

① AD 早期小胶质细胞激活的保护作用及其机制。研究发现，早期 AD 患者脑内出现的小胶质细胞激活可发挥神经保护作用，可能与以下机制有关。

a. 吞噬和降解 Aβ。在 AD 早期，甚至在 NP 形成之前，激活的小胶质细胞即可通过吞噬作用清除 Aβ，发挥神经保护作用。将海马暴露于致炎源——细菌内毒素脂多糖（lipopolysaccharide，LPS）后即可发现小胶质细胞激活，通过吞噬活动清除 APP/PS1 转基因鼠脑中的 Aβ；而当补体活动受到抑制、小胶质细胞的吞噬能力减弱时，Aβ 沉积增加，表明补体介导的小胶质细胞吞噬活动是清除 Aβ 的重要机制之一。此外，早期小胶质细胞激活后还可释放降解 Aβ 的酶，进一步清除 Aβ，发挥神经保护作用，延缓 AD 进展。

b. 清除损伤细胞。在 AD 早期，Aβ 沉积可能导致部分细胞损伤，损伤的细胞可能成为潜在的炎性刺激物，不断损伤邻近脑组织，小胶质细胞通过清除损伤的细胞维持脑内环境的稳态。

c. 调节神经免疫炎症反应。在 AD 早期，NP 的周围可出现轻度神经免疫炎症反应，表现为小胶质细胞的轻度激活，在 NP 的周围常同时存在一种称为转化生长因子 -β1（transforming growth factor-β1，TGF-β1）的炎症反应调节因子。研究发现，表达人 APP（human APP，hAPP）的老龄转基因鼠脑 TGF-β1 的水平升高，同时发现含有 Aβ 的 NP 数量减少 3 倍，其中海马和新大脑皮层的 NP 减少了 50%，提示 TGF-β1 可能促进小胶质细胞激活并清除 Aβ，从而减少 NP 的数量。

d. 清除谷氨酸。在 AD 早期，小胶质细胞激活可通过控制谷氨酸的水平对神经元的存活发挥重要作用。谷氨酸是一种神经毒性物质，通过神经元突触后的 N- 甲基 -D- 门冬氨酸受体发挥作用，导致神经元死亡。研究表明，小胶质细胞在接受细菌内毒素脂多糖刺激后即发生激活，通过依赖 TNF-α 而清除谷氨酸，发挥神经保护作用。

e. 分泌神经营养因子。研究表明，小胶质细胞在激活后能分泌神经营养因子，如 BDNF 和 GDNF 等，挽救神经元，促进神经元存活，发挥神经保护作用。

② AD 进展期小胶质细胞过度激活的损伤作用及其机制。随着 AD 进展，在 NP 的周围发现过度激活的小胶质细胞及其释放

的大量神经免疫炎性因子，如 TNF-α、PGE2、IFN-γ 及多种具有高度神经毒性的自由基，包括 ROS、NO、羟自由基及过氧化氢等，损伤胆碱能神经元。因此，小胶质细胞在 AD 进展期逐渐丧失了其在 AD 早期具有的神经保护作用，过度激活的小胶质细胞可能通过以下机制损伤胆碱能神经元。

a. 小胶质细胞 NOX2 作为始动因子启动神经免疫炎症级联反应。小胶质细胞接受刺激过度激活约 30 分钟后，NOX2 产生的 O_2^- 水平即明显升高，是最早产生的神经毒性因子，因此，小胶质细胞 NOX2 成为神经免疫炎症的始动因子和上游靶点。在 AD 进展期，Aβ 等激活小胶质细胞 NOX2，催化氧生成 O_2^-。一方面，O_2^- 在细胞外直接损伤胆碱能神经元；另一方面 O_2^- 进入细胞内，使 iROS 水平明显升高，iROS 作为第二信使通过核因子-κB 依赖通路诱导大量神经免疫炎性因子的产生，还可激活丝裂原活化蛋白激酶（mitogen-activated protein kinase，MAPK）、细胞外信号调节激酶（extracellular signal regulated kinase，ERK）和蛋白激酶 C 等促进神经免疫炎性因子的大量生成，并使小胶质细胞的形态发生激活的改变。因此，Aβ 过度激活小胶质细胞，导致无法遏制的神经免疫炎症反应，进行性损伤胆碱能神经元，导致患者的认知障碍不断加重。

b. Aβ 的清除发生障碍。在 AD 进展期，小胶质细胞的吞噬功能明显减弱，清除 Aβ 的能力明显降低，导致 Aβ 沉积增多，小胶质细胞被过度激活，产生严重的神经免疫炎症反应。小胶质细胞表面存在 A 型清道夫受体 (scavenger receptor，SR)、CD36 及糖基化终末产物受体 (receptor for advanced end glycation products，RAGE)、IDE 及基质金属蛋白酶 9 (matrix mentalloprotease 9，MMP9)。研究发现，转基因小鼠小胶质细胞表面上述分子的表达明显减少，导致 Aβ 清除障碍。

c. 产生兴奋毒性物质。研究发现，AD 患者大脑皮层和海马中存在具有高度神经毒性的吡啶二甲酸和胺类物质，在 AD 进展期，它们可由富含 Aβ 的 NP 激活小胶质细胞后释放出来，通过产生兴奋性毒性而损伤胆碱能神经元。

d. 抗氧化能力减弱。过度激活的小胶质细胞除了产生神经毒性物质外，还能产生多种易氧化物质，如 3- 羟基邻氨基苯甲酸（一种喹啉，是色氨酸代谢的下游产物），降低 AD 早期小胶质细胞的免疫监视功能，加重神经免疫炎症。

总之，随着 AD 进展，Aβ 的清除发生障碍，其过度激活小胶质细胞，产生大量神经免疫炎性因子及神经毒性因子，导致胆碱能神经元变性和死亡，死亡的神经元释放其内容物，继续激活小胶质细胞，并且，兴奋毒性及易氧化性物质的产生加重了胆碱能神经元的损伤，导致临床症状持续恶化。

（3）神经免疫炎症与 AD 病理特征的关系

①神经免疫炎症与 NP：在 AD 患者脑内，NP 的周围环绕着大量簇状分布的激活的小胶质细胞，推测可能是大量沉积的 NP 对小胶质细胞产生了趋化作用，将其吸引到 NP 周围，Aβ 持续

激活小胶质细胞，产生大量神经免疫炎性因子及神经毒性因子。长期压力会产生神经免疫炎性因子，促进 Aβ 生成，从而导致 AD 的发生。

研究发现，LPS 能诱发脑内神经免疫炎症反应，产生 AD 的神经病理变化。对 APP 转基因小鼠腹膜内注射 LPS 后发现海马内有大量沉积的 Aβ，可能与 BACE 和 γ 分泌酶的活性增加有关；而且，LPS 影响 Aβ 通过 BBB，增加了 Aβ 的输入，减少了 Aβ 的输出，也是导致 Aβ 在脑内沉积增加的重要原因。

②神经免疫炎症与 NFT：NFT 是由成对的螺旋细丝组成，其主要成分是 P-tau，其聚集的确切原因尚不清楚。动物研究发现，LPS 诱发的神经免疫炎症可导致 tau 过度磷酸化，从而使 tau 丧失生物活性，不易被降解和清除，在细胞内聚集，成为胆碱能神经元死亡的重要原因之一。因此，神经免疫炎症在 NFT 的形成中发挥重要作用。

（4）神经免疫炎症与 AD 其他发病机制的关系

AD 的发病涉及多种机制，包括神经免疫炎症、氧化应激、线粒体损伤及兴奋性氨基酸毒性等。研究发现，神经免疫炎症与其他机制相互联系，共同发挥损伤神经元的作用，促进疾病进展。

①神经免疫炎症与氧化应激：以产生大量自由基为特征的氧化应激参与 AD 的发病。Aβ 等激活小胶质细胞 NOX2，生成大量有害的自由基，成为启动神经免疫炎症级联反应的始动因子，

因此，氧化应激的发生早于神经免疫炎症。对 AD 患者的海马和大脑皮层研究发现，硝基化 tau 的水平明显升高，成为神经元损伤的病理基础之一，因此，氧化应激可能是启动神经免疫炎症的上游事件。

②神经免疫炎症与线粒体损伤：线粒体损伤主要表现为电子传递链的细胞色素 C 氧化酶出现障碍。AD 时，大量沉积的 Aβ 降低线粒体细胞色素 C 氧化酶的活性，使能量代谢失去平衡、储存减少，并使 ROS 水平升高，选择性损伤 AD 患者相关脑区的胆碱能神经元。

③神经免疫炎症与脑血管结构异常：研究发现，在 AD 患者脑内存在血管再生及其相关的神经免疫炎性因子的表达。正电子发射型计算机断层显像（positron emission computed tomography，PET）和单光子发射计算机断层显像（single-photon emission computed tomography，SPECT）分别发现 AD 患者双侧颞叶、顶叶灌注不足和代谢减低，低氧能诱导与血管再生相关的血管内皮生长因子（vascular endothelial growth factor，VEGF）的表达上调。AD 时，脑内微血管可产生大量神经免疫炎性因子，包括 IL-1β、IL-6、IL-8、TNF-α、TGF-β 及单核细胞趋化因子 -1，其中 IL-1β 可刺激低氧信号系统、诱导 VEGF 基因的表达，导致血管再生，因此，神经免疫炎症与 AD 时脑血管结构异常有关。

（5）神经免疫炎症的影像学变化

AD 患者脑内激活的小胶质细胞线粒体外膜表达胆固醇转运蛋白，1-（2- 氯苯基）-N- 甲基 -N-1（1- 异丁基）-3- 异喹啉酰胺（R）-[^{11}C] PK11195 是可以结合胆固醇转运蛋白的配体，采用（R）-[^{11}C] PK11195 PET 可评价 AD 脑内小胶质细胞的激活情况。研究发现，AD 痴呆患者颞叶、顶叶、扣带回及内嗅皮层（R）-[^{11}C] PK11195 的结合较对照者明显增加。最近研究发现，AD 患者枕叶（R）-[^{11}C] PK11195 的结合也较对照者增加，但 MCI 患者与对照者无明显差异，表明 AD 痴呆患者脑内小胶质细胞激活更加明显。

（6）抗神经免疫炎症治疗 AD 的现状

①非甾体类抗炎药（non-steroidal anti-inflammatory drugs，NSAIDs）：在 AD 患者的尸检研究中，研究人员发现 NSAIDs 能减少 AD 患者脑内的神经免疫炎症反应。一项前瞻性研究发现，服用 NSAIDs 达 1 年以上者，罹患 AD 的风险明显下降。流行病学证据表明，NSAIDs 能降低 AD 的发病率。然而，有的临床研究并未得到一致的结论。COX2 是 PGE2 合成的关键酶，在大脑皮层的锥体细胞和海马发现了 COX2 免疫活性增加，提示 COX2 可能参与 AD 发病。在一项采用 COX2 抑制剂萘普生和塞来昔布对 2528 名认知正常但有 AD 家族史的志愿者进行为期 3 年的 AD 抗神经免疫炎症预防试验（Alzheimer's disease anti-inflammatory prevention trial，ADAPT）中，未发现上述药物能早期预防 AD 的发生。有研究对 ADAPT 入组患者研究发现，NSAIDs 与 AD

发病率之间无明显关系。因此，NSAIDs 并不能降低 AD 的发病率，也不能预防、阻止疾病的进展。

抗神经免疫炎症治疗 AD 现状的矛盾促使我们思考神经免疫炎症是一个级联反应，这一事件启动后将产生大量的神经免疫炎性因子，如果临床抗神经免疫炎症治疗仅仅针对下游的某一个、某几个靶点，治疗势必存在很大的局限性，疗效会非常有限。

②阻断 NOX2 激活：寻找更加关键的神经免疫炎症的上游启动因子，如 NOX2，作为抗神经免疫炎症治疗 AD 的关键靶点可能为从根源上遏制神经免疫炎症提供思路，而此领域的研究还很匮乏，需要不断探索。

目前大致可将 NOX2 抑制剂分为 2 种。a.NOX2 直接抑制剂：指能与 NOX2 催化亚单位结合，阻碍其激活，如二苯基碘（diphenyliodonium iodide，DPI）能直接抑制小胶质细胞 NOX2 激活，减少 NOX2 诱导的 ROS 的产生；Gp91ds-tat 是另一种 NOX2 直接抑制剂，能直接结合 NOX2、破坏其活性，将 Gp91ds-tat 短期应用于 APP 突变的 TG2576 转基因小鼠，结果发现 12 ～ 15 个月的小鼠的氧化应激及行为异常明显减轻。b.NOX2 间接抑制剂：指能阻断 NOX2 亚单位 $p47^{phox}$ 和 $p67^{phox}$ 磷酸化及转录的药物，因不能组装成酶复合体而无法激活 NOX2。例如，胡黄连提取物——夹竹桃麻素（4'-羟基-3'-甲氧基苯乙酮）是一种非特异性 NOX2 抑制剂，能减少 $p47^{phox}$ 和 $p67^{phox}$ 向细胞膜转移，减轻 AD 转基因小鼠脑内的病理变化。

除了 NOX2 抑制剂，有的治疗方法可能通过抑制 NOX2 而发挥治疗 AD 的作用。在 Aβ42 所致的 AD 大鼠模型中，对百会、涌泉穴进行电针刺激，每天 30 分钟，共 28 天，结果显示电针治疗明显提高大鼠的学习和记忆能力，减少海马 NOX2 的表达，降低 ROS 等神经免疫炎症因子的水平，减轻海马神经元的损伤。因此，电针可能通过抑制 NOX2 介导的氧化应激而作为治疗 AD 的潜在方法之一。

综上所述，目前离体研究及动物试验均提示 NOX2 抑制剂为 AD 治疗带来希望，未来需要进一步研究特异性强、安全性高的 NOX2 抑制剂。

参考文献

1. Kinney J W, Bemiller S M, Murtishaw A S, et al. Inflammation as a central mechanism in Alzheimer's disease. Alzheimers Dement（N Y），2018，4：575-590.

2. Alibhai J D, Diack A B, Manson J C. Unravelling the glial response in the pathogenesis of Alzheimer's disease. FASEB J，2018，32（11）：5766-5777.

3. Sasaki A. Microglia and brain macrophages：An update. Neuropathology，2017，37（5）：452-464.

4. Takashi Saito, Takaomi C. Saido. Neuroinflammation in mouse models of Alzheimer's disease. Clin Exp Neuroimmunol，2018，9（4）：211-218.

5. Newcombe E A, Camats-Perna J, Silva M L, et al. Inflammation：the link between comorbidities，genetics，and Alzheimer's disease. J Neuroinflammation，

2018，15（1）：276.

6. Tarafdar A，Pula G. The role of NADPH oxidases and oxidative stress in neurodegenerative disorders. Int J Mol Sci，2018，19（12）：pii：E3824.

7. Chay K O，Nam Koong K Y，Hwang S，et al. NADPH oxidase mediates β-amyloid peptide-induced neuronal death in mouse cortical cultures. Chonnam Med J，2017，53（3）：196-202.

8. White C S，Lawrence C B，Brough D，et al. Inflammasomes as therapeutic targets for Alzheimer's disease. Brain Pathol，2017，27（2）：223-234.

9. Bruce-Keller A J，Gupta S，Parrino T E，et al. NOX activity is increased in mild cognitive impairment. Antioxid Redox Signal，2010，12（12）：1371-1382.

10. Solito E，SastreM. Microglia function in Alzheimer's disease. Front Pharmacol，2012，3：14.

11. McGeer P L，Rogers J，McGeer E G. Inflammation，antiinflammatory agents，and Alzheimer's disease：the last 22 Years. J Alzheimers Dis，2016，54（3）：853-857.

12. Hoeijmakers L，Ruigrok S R，Amelianchik A，et al. Early-life stress lastingly alters the neuroinflammatory response to amyloid pathology in an Alzheimer's disease mouse model. Brain Behav Immun，2017，63：160-175.

13. Niranjan R. Molecular basis of etiological implications in Alzheimer's disease：focus on neuroinflammation. Mol Neurobiol，2013，48（3）：412-428.

14. Drye L T，Zandi P P. Role of APOE and age at enrollment in the Alzheimer's disease anti-inflammatory prevention trial（ADAPT）. Dement Geriatr Cogn Dis

Extra，2012，2（1）：304-311.

15. Wu G，Li L，Li H M，et al. Electroacupuncture ameliorates spatial learning and memory impairment via attenuating NOX2-related oxidative stress in a rat model of Alzheimer's disease induced by Aβ1-42. Cell Mol Biol (Noisy-le-grand)，2017，63 (4)：38-45.

16. Surace M J，Block M L. Targeting microglia-mediated neurotoxicity：the potential of NOX2 inhibitors. Cell Mol Life Sci，2012，69 (14)：2409-2427.

（左丽君　整理）

20. 阿尔茨海默病与脑铁沉积相关

AD 的发病机制目前尚未完全阐明，越来越多的证据表明，铁在脑中异常增加可能是 AD 的在体标志之一，AD 病理过程可能与铁等金属离子的稳态失衡有关，铁参与 AD 发病的研究已成为研究方向之一。

（1）AD 脑铁沉积的证据

动物和人体的在体和尸检研究均发现 AD 脑铁沉积的证据。在 APP2576 转基因小鼠的 NP 中发现有铁的沉积。AD 临床前期 MCI 阶段患者的大脑皮层及小脑中铁含量增加。在早期的 AD 痴呆患者脑内发现有铁的沉积，且认知障碍程度与铁在顶叶皮层的沉积存在确定的关系。AD 患者双侧海马、顶叶皮层、额叶白质、壳核、尾状核、丘脑、红核、黑质和小脑齿状核的铁含量也明显增多。在一项尸检研究中，纳入 10 例 AD 患者，以 10 例正常老年人、10 例正常中年人和 10 例正常年轻人作为对照，其中 AD 患者和正常老年人的性别及年龄无差别。结果显示，正常老年人的铁在前额叶的分布未受影响，但 AD 患者与正常老年人存在明显差异，AD 患者的铁沉积在 NP 和激活的小胶质细胞中；在大部分严重的 AD 患者中，铁在额叶的中间皮质层沿着有髓纤维分布；铁沉积的程度与同一脑区 NP 和 NFT 的量及 Braak 分期呈显著的相关性。可见，在 AD 患者和正常老化人群，铁和髓鞘在额叶的不同分布，这一结果有助于解释在体高分辨 MRI 发现铁在 AD 患者的脑中沉积，采用基于铁的 MRI 对比技术可直接确定额叶皮层的 AD 神经病理及其进展。

（2）AD 脑铁沉积的主要机制

①激活小胶质细胞。神经免疫炎症的显著特征之一是小胶质细胞的激活，其分泌的神经免疫炎性因子包括 TNF-α 和 IL-1β 等，增加了神经元对铁的吸收。细胞内的铁与神经元变性和死亡有关，是 AD 等神经变性疾病的机制。

②氧化应激。铁是人体所必需的微量元素，广泛参与机体内的代谢过程，正常含量的铁对脑的发育和维持生理功能极为重要。当脑内铁含量过多时，其可通过 Fenton 反应诱发氧化应激，氧化应激被认为是 AD 发生的始动因素，MCI 阶段的 AD 患者已处于高度氧化应激状态。研究发现，NP 中的主要成分 Aβ 的聚集伴随着铁等金属离子的存在，当金属离子与 Aβ 结合时催化产

生 ROS，ROS 中的羟自由基毒性最强，其对 Aβ 本身和周围的其他分子，包括蛋白质和脂类等产生严重的氧化损伤。此外，研究发现过度沉积的铁可以氧化 DNA，造成基因组损伤，还阻止 DNA 的自我修复，在 AD 等神经变性疾病中发挥重要作用。

③铁动态平衡失调

a．铁动态平衡失调的证据

维持金属稳态的蛋白功能失调，导致铁积聚。研究发现铁调节蛋白参与铁积聚的过程。在铁积聚的过程中，铁调节蛋白表达升高与神经元存活有关。在铁调节蛋白敲除的鼠脑内，不同区域的白质和胞核中出现铁积聚，并且神经元有退行性改变。二价金属转运体 1 的突变能削弱铁的转运，从而保护啮齿类动物免受如 6- 羟基多巴胺等造成的神经毒性损伤，表明对于铁介导的神经退行性疾病，二价金属转运体 1 的表达具有重要作用。

近来有研究提出线粒体铁蛋白主要在高能量消耗的细胞内表达，神经元就是其中之一。线粒体铁蛋白高表达引起细胞内铁缺乏，阻止铁的重分布，进而导致神经毒性。

b．铁动态平衡失调与 AD 病理有关

大量研究认为，AD 病理机制与 Aβ 的形成、积累和毒性有密切的联系，但仅仅依赖 Aβ 并不能完全解释 AD 的病理进展，可能还与铁动态平衡失调等有关。一般认为，当氧化还原状态的铁不存在时，Aβ 可能不具有明显的神经毒性，与 Aβ 有关的氧化损伤是由其和铁的高度亲和所致。有研究指出，Fe^{2+} 可促进 Aβ 聚集、低聚反应和淀粉样变，铁与 Aβ 形成的复合物具有细胞毒性，其还可催化过氧化氢的形成和加速氧化损伤。也有研究认为，Aβ 还可作为一种生物还原剂将 Fe^{3+} 还原为 Fe^{2+}，进一步加强氧化损伤。还有研究证实，Fe^{2+} 介导的 Aβ 的细胞毒性可被铁螯合剂减弱，进一步表明铁在 Aβ 形成和产生毒性中的作用。APP 作为一种跨膜蛋白，其 5′UTR 区具有编码功能性铁反应元件核糖核酸茎环的功能，一般认为其可参与突触的形成、神经可塑性和铁离子的运输；同时，APP 通过淀粉样蛋白途径形成 Aβ。一些研究表明，APP 的翻译可以被神经元内的铁直接调节，增加铁浓度可增加神经元内 APP 的数量，从而使 Aβ 产生增多，这将为 AD 治疗研发提供新的方向。

铁还可以与 tau 结合，影响 tau 的磷酸化，从而诱导过度磷酸化的 tau 聚集，形成 NFT。与 NP 一样，NFT 也引起氧化应激和突触丢失。在 NFT 中，tau 的聚集与血红素氧合酶 1 的表达增加有关。一般认为血红素氧合酶 1 具有潜在的抗氧化作用，但其含量过多也可促进 Fe^{2+} 的释放，通过自由基的生成引发氧化应激，进而导致神经元死亡。同时，自噬功能障碍也会导致具有神经毒性的铁离子不能通过溶酶体降解，从而增加其沉积。

④其他机制。关于铁在脑内沉积的其他机制，有研究者推测可能还包括铁等血清成分的外溢导致了 BBB 的破坏。

（3）评价脑铁沉积的手段

①神经影像学评价

a．磁敏感加权成像（susceptibility weighted imaging，SWI），可反映脑铁沉积

SWI 是利用磁场中各种组织磁敏感的不同而加强磁共振影像对比的一种技术，其反映组织的磁化属性，对铁沉积、出血及出血后代谢产物等均很敏感。SWI 的成像基础是磁敏感效应，以此可敏感探测体内以 Fe^{3+} 为主的顺磁性物质的存在及分布，进而反映机体的生理及生化过程。SWI 校正相位图可反映和评估脑组织及病灶的铁沉积，从而为 AD 的诊断与病情评估提供依据。

采用 SWI 技术测量不同感兴趣区的铁沉积，结果发现 MCI 患者和正常对照者的左侧海马、左侧尾状核头部及双侧豆状核的铁沉积存在明显差异，AD 痴呆与 MCI 患者的双侧海马、双侧丘脑、右侧红核、胼胝体压部及双侧小脑半球的铁沉积存在明显差异，以上区域铁沉积与 MMSE 量表的评分显著相关。

Smith 等研究发现 MCI 患者的皮质和小脑铁含量升高。采用 SWI 对 MCI 患者进行 4 年多的随访，结果发现进展为 AD 痴呆的 MCI 患者左侧壳核的铁含量增长速度较快，提示左侧壳核铁异常增加可能与认知功能衰退具有较高的相关性。Kirsch 等对 73 例 MCI 患者及 33 例认知正常者进行了长达 50 个月的队列研究，结果发现进展为 AD 痴呆的 MCI 患者较稳定的 MCI 患者左侧壳核的铁沉积明显增加。SWI 相位值可作为评价 AD 患者脑铁沉积

中国医学临床百家

的敏感指标，但哪些部位的相位变化与疾病进展关系最密切尚缺少大样本的结果。

b. 定量磁敏感图（quantitative susceptibility map，QSM）

QSM 是近年来在 SWI 基础上发展而来的一种新的图像处理技术，它通过对相位信息进行重建、去缠绕和去背景等预处理获得场图，在场图的基础上重建磁化率图像。与 SWI 的不同之处在于，QSM 无需依赖几何学参数，因而可对磁敏感物质的磁化率水平进行定量分析。

一项采用 QSM 进行的研究发现，MCI 患者的铁沉积主要发生在双侧海马，并且铁含量与记忆力水平的下降密切相关，因为 MCI 通常被认为是 AD 的前驱期，而这项研究发现 MCI 患者海马的铁沉积与记忆力呈显著的负相关，因此，推测 MCI 患者的海马铁沉积有可能成为 MCI 向 AD 痴呆转化的影像学标志物之一。

在另一项研究中，研究人员共纳入 19 例正常对照者、19 例 aMCID 患者和 19 例 AD 痴呆患者，采用 QSM 研究铁沉积导致的磁敏感性变化，并比较灰质体积（gray matter volume，GMV）的变化，结果发现，AD 痴呆组与正常对照组 QSM 的差异较 GMV 的差异更加明显；aMCI 组和 AD 痴呆组 GMV 明显减少，QSM 却明显增加；QSM 较 GMV 更好地在楔前叶和异生皮层将 aMCI 组和正常对照组区别开来；在铁和 Aβ 沉积的脑区，QSM 可用于区别正常对照组和 aMCI 组。以上结果表明，QSM 可能是早期诊断 AD 有用的辅助检查手段。

② CSF 铁蛋白含量可以预测 MCI 向 AD 痴呆的转化

在 AD 早期，诊断和缓解病情药物的研发过程中遇到的挑战就是需要能够反映 AD 进程核心要素的生物标志物。生物标志物是生物学进程和病理学进程的客观指标，用于评估疾病的风险或预后、指导临床诊断或监测干预效果。CSF 与脑的细胞外间隙直接接触，能够反映脑的生化变化。因此，CSF 是 AD 生物标志物的首选来源。Ashley 等检测了 67 例 AD 痴呆患者、144 例 MCI 患者及 91 例健康对照者 CSF 铁蛋白水平，并进行 7 年的随访，结果发现基线时 CSF 铁蛋白含量与认知功能呈负相关，且可预测 MCI 向 AD 痴呆的转化。

③外周铁代谢相关蛋白异常与 AD 有关

在外周血寻找可靠的 AD 患者铁及其代谢相关生物标志物的研究也取得了些许发现。一项纳入 133 例 MCI 患者、211 例 AD 痴呆患者和 768 例正常者参与的横断面研究显示，AD 患者血浆铁和转铁蛋白含量及转铁蛋白饱和度等均与血红蛋白水平显著相关。对 881 例社区正常老年人平均随访 3.3 年，结果显示有 113 例患了痴呆，贫血使痴呆的风险增加了 60%，从而提示低血红蛋白可能是引起认知损伤并发展成 AD 的重要危险因素之一。

(4) 铁螯合剂用于 AD 治疗的研究现状

目前治疗 AD 的药物主要包括胆碱酯酶抑制剂和兴奋性氨基酸受体拮抗剂，其仅能缓解症状，并不能治愈 AD。随着对脑铁含量增高在 AD 发病中作用的认识越来越多，采用降低机体铁水平的铁螯合剂改善 AD 症状的研究也逐渐深入。铁螯合剂在动物模型中具有神经保护作用，提示铁螯合剂可能是治疗 AD 等铁代谢异常的神经变性疾病的手段之一。

目前，严格的体外和体内实验研究均证实螯合剂具有防止铁诱导产生氧自由基、氧化应激及 Aβ 的潜在作用。无毒性的脂溶性脑铁螯合剂可能对进展性神经变性疾病具有潜在的治疗益处。

金属螯合剂茶素——没食子酸和姜黄素均有对抗氧化应激、螯合铁及抗炎作用，对 AD 动物模型具有神经保护作用，并可通过非淀粉样蛋白途径调节 APP，从而改善认知功能。

VK-28 和二价铁离子螯合剂 HLA20 及 M30 的混合物具有丙炔单胺氧化酶抑制作用和神经保护作用，治疗药物 N- 炔丙基 -1- 右旋茚（雷沙吉兰）具有对二价金属失衡诱导的神经毒性的保护作用。然而，前期的动物研究未显示其对神经递质代谢或烟酰胺腺嘌呤二核苷酸氧化还原酶活性的影响。

采用铜螯合剂，如去铁敏、氯碘羟喹等治疗 AD 也有报道。然而，去铁敏穿透 BBB 的能力较弱，不是理想的治疗 AD 的药物；氯碘羟喹毒性大，铁螯合剂用于治疗 AD 必须注意其毒副作用。

参考文献

1. Bulk M，Abdelmoula W M，Nabuurs R J A，et al. Postmortem MRI and histology demonstrate differential iron accumulation and cortical myelin organization in early- and late-onset Alzheimer's disease. Neurobiol Aging，2018，62：231-242.

2. van Duijn S，Bulk M， van Duinen S G，et al. Cortical iron reflects severity of Alzheimer's disease. J Alzheimers Dis，2017，60（4）：1533-1545.

3. Smith M A，Zhu X，Tabaton M，et al. Increased iron and free radical generation in preclinical Alzheimer disease and mild cognitive impairment. J Alzheimers Dis，2010，19（1）：363-372.

4. Cheignon C，Tomas M，Bonnefont-Rousselot D，et al. Oxidative stress and the amyloid beta peptide in Alzheimer's disease. Redox Biol，2018，14：450-464.

5. Nnah I C，Wessling-Resnick M. Brain iron homeostasis：a focus on microglial Iron. Pharmaceuticals（Basel），2018，11（4）：pii：E129.

6. Hegde M L，Hegde P M，Holthauzen L M，et al. Specific Inhibition of NEIL-initiated repair of oxidized base damage in human genome by copper and iron：potential etiological linkage to neurodegenerative diseases. J Biol Chem，2010，285（37）：28812-28825.

7. Robert A，Liu Y，Nguyen M，et al. Regulation of copper and iron homeostasis by metal chelators：a possible chemotherapy for Alzheimer's disease. Acc Chem Res，2015，48（5）：1332-1339.

8. Liu B，Moloney A，Meehan S，et al. Iron promotes the toxicity of amyloid beta peptide by impeding its ordered aggregation. J Biol Chem，2011，286（6）：4248-4256.

9. Everett J，Céspedes E，Shelford L R，et al. Ferrous iron formation following the co-aggregation of ferric iron and the Alzheimer's disease peptide β-amyloid（1-42）. J R Soc Interface，2014，11（95）：20140165.

10. Guo C，Wang T，Zheng W，et al. Intranasal deferoxamine reverses iron-in-

duced memory deficits and inhibits amyloidogenic APP processing in a transgenic mouse model of Alzheimer's disease. Neurobiol Aging, 2013, 34 (2): 562-575.

11. Tao Y, Wang Y, Rogers J T, et al. Perturbed iron distribution in Alzheimer's disease serum, cerebrospinal fluid, and selected brain regions: a systematic review and meta-analysis. J Alzheimers Dis, 2014, 42 (2): 679-690.

12. Caldwell J H, Klevanski M, Saar M, et al. Roles of the amyloid precursor protein family in the peripheral nervous system. Mech Dev, 2013, 130 (6-8): 433-446.

13. Suttkus A, Holzer M, Morawski M, et al. The neuronal extracellular matrix restricts distribution and internalization of aggregated Tau-protein. Neuroscience, 2016, 313: 225-235.

14. Wang D, Hui Y, Peng Y, et al. Overexpression of heme oxygenase 1 causes cognitive decline and affects pathways for tauopathy in mice. J Alzheimers Dis, 2015, 43 (2): 519-534.

15. Ward R J, Zucca F A, Duyn J H, et al. The role of iron in brain ageing and neurodegenerative disorders. Lancet Neurol, 2014, 13 (10): 1045-1060.

16. Wang D, Zhu D, Wei X E, et al. Using susceptibility-weighted images to quantify iron deposition differences in amnestic mild cognitive impairment and Alzheimer's disease. Neurol India, 2013, 61 (1): 26-34.

17. Kim H G, Park S, Rhee H Y, et al. Quantitative susceptibility mapping to evaluate the early stage of Alzheimer's disease. Neuroimage Clin, 2017, 16: 429-438.

18. Ayton S, Faux N G, Bush A I, et al. Ferritin levels in the cerebrospinal fluid predict Alzheimer's disease outcomes and are regulated by APOE. Nat Commun,

2015，6：6760.

19. Faux N G，Rembach A，Wiley J，et al. An anemia of Alzheimer's disease. Mol Psychiatry，2014，19（11）：1227-1234.

20. Shah R C，Buchman A S，Wilson R S，et al. Hemoglobin level in older persons and incident Alzheimer disease： prospective cohort analysis. Neurology，2011，77（3）：219-226.

21. Amit T，Bar-Am O，Mechlovich D，et al. The novel multitarget iron chelating and propargylamine drug M30 affects APP regulation and processing activities in Alzheimer's disease models. Neuropharmacology，2017，123：359-367.

22. Guo J P，Pan J X，Xiong L，et al. Iron chelation inhibits osteoclastic differentiation in vitro and in Tg2576 mouse model of Alzheimer's disease. PLoS One，2015，10（11）：e0139395.

（扈　杨　整理）

21. 阿尔茨海默病患者血脑屏障受损

AD 的病因及发病机制非常复杂，越来越多的研究表明 BBB 受损与 AD 有关。

（1）BBB 的结构与功能

BBB 是由脑微血管内皮细胞及包绕在其外面的基膜、周细胞和星形胶质细胞的足突组成，是血液和中枢神经系统之间具有高度选择性的屏障。

BBB 的主要功能是限制潜在的具有毒性的血浆蛋白、金属、细胞和病原体进入脑内。在正常情况下，BBB 阻止神经活性肽和蛋白质等大分子进入脑内，上述大分子只有在脑内皮细胞中有特定的载体和（或）受体辅助转运时才能穿越 BBB。不同的肽链穿越 BBB 的机制不同，其中转运机制，如受体、载体及吸附介导、非特异性被动扩散等，非转运过程包括胞吞、消化及代谢等。

肽链跨越 BBB 的程度和进入脑内的量都受到精准的调控，调控的方式包括脂质化、N- 末端化学修饰、BBB 代谢与神经活性肽链的偶联、多肽转运蛋白的上调、不可转运多肽与可转运肽的化学嵌合、使用针对多肽受体的单克隆抗体及循环中多肽与载脂蛋白的结合等。目前，有研究对脂质体进行表面修饰以作为药物递送系统，凭借其磷脂双层结构与 BBB 的类脂质相容的特性辅助药物通过 BBB 进入脑内特定的靶点发挥作用。

与大脑毛细血管相反，系统毛细血管具有可渗透的血管屏障，允许溶质和较大分子运输到实质组织。

(2) AD 的"双打击"血管假说

神经血管单位是由神经元、神经胶质细胞（星形胶质细胞、小胶质细胞和少突胶质细胞）和血管细胞（内皮细胞、周细胞和血管平滑肌细胞）组成，上述细胞共同为中枢神经系统具有正常的功能发挥重要作用。

在过去的十年里，血管功能障碍对 AD 的影响日益受到关注。病理学研究发现，约 50% 被诊断为 AD 痴呆和 MCI 的患者混合有血管病变，包括动脉硬化、动脉粥样硬化和微梗死。AD 患者的尸检研究进一步显示脑血管疾病的存在，表明血管系统对 AD 等神经变性疾病发挥重要作用。

根据"双打击"血管假说，在衰老的大脑中，遗传因素、环境因素、生活方式或高血压、糖尿病和高脂血症等血管危险因素可导致脑微循环受损，此为"第一次打击"，从而引发了一系列的致病事件。一方面，导致 BBB 功能发生变化，如 BBB 分解和渗透性增加，BBB 分解后，血源性神经毒性分子，如免疫球蛋白、白蛋白、纤维蛋白原和凝血酶等进入脑内。此外，一系列细胞种类，如红细胞、白细胞等也可进入脑中，引起脑实质中的血管发生病理改变，还可直接损伤神经元。另一方面，促使脑灌注发生改变，如脑血流量的失调和减少，血管破坏促成了"第二次打击"，导致脑实质中的 Aβ 沉积增加、清除减少，对大脑造成神经毒性作用，导致神经元变性和死亡，导致患者出现认知障碍的临床症状。越来越多的研究发现，BBB 功能障碍在疾病早期及进展至皮质之前即可出现，并起始于内侧颞叶和海马，且与 NP 和 NFT 之间存在协同关系。具体而言，脑灌注不足促进 Aβ 沉积增加和清除减少，进一步导致 NFT 的形成，Aβ 的神经毒性进而又损害血管的功能，如血管内皮细胞功能和神经—血管偶联，导致脑血流量减少。Aβ 沉积只能部分解释 AD 患者 BBB 的损伤，从而支持血管介导的神经变性假说。

（3）BBB 与 Aβ 的转运和清除

神经血管单位的脑血管功能障碍包括 BBB 破坏、脑血流量减少、脑的低灌注及血小板减少等，其均与 AD 的病理生理有关。此外，脑和血液之间的流通可能促进 Aβ 在大脑和外周之间进行动态交换，Aβ 自大脑向血液转运或自血液向大脑转运均与 AD 有关。总之，Aβ 产生和清除的不平衡引起其在脑内沉积，推动 AD 不断进展。

① Aβ 从大脑向外周转运

完整的 BBB 通过微血管内皮受体介导的转运机制调节脑内 Aβ 的清除。脑内的 Aβ 可以通过 BBB、血 CSF 屏障、蛛网膜绒毛或类淋巴系统—淋巴系统等途径输送到外周。研究报道 Tg AD 小鼠大脑中产生的 Aβ 约 40% 被转运到外周，然后被清除。研究证实，许多分子如脂蛋白受体相关蛋白质 1、G 糖蛋白和三磷酸腺苷结合盒转运体等均可调节 Aβ 从大脑向血液转运。此外，脑内皮细胞也能调节脑微循环局部的凝血环境，通过对毛细血管血流量的调节而参与脑内 Aβ 的转运及清除。

② Aβ 从外周向大脑转运

在 APPswe/PS1dE9 转基因 AD 小鼠与其野生型小鼠模型中，Bu 等观察到从转基因 AD 小鼠提取的人 Aβ 进入野生型小鼠的血液循环中，并在脑中沉积，12 个月后形成 NP 和淀粉样血管病，表明血源性 Aβ 可进入脑内，形成 AD 病理，并诱导神经元损伤及功能障碍。研究发现，RAGE 可使 Aβ 跨过 BBB，从血液转运到脑内。因此，Aβ 也可从外周向脑内转运，参与或促进脑内 AD 病理的形成。

③ Aβ 在外周的清除

以往的研究多集中在 AD 患者脑中 Aβ 的代谢，然而，上述脑和血液之间 Aβ 的转运途径提示外周 Aβ 可能参与脑内 NP 的形成，因此，外周 Aβ 的代谢与 AD 有关。事实上，外周循环的 Aβ 水平与肝、肾和肺等周围器官的功能有关，而外周对 Aβ 清除的生理功能对减少脑内 Aβ 发挥重要作用。

(4) BBB 受损的潜在生物标志物

迄今为止，AD 的 BBB 微血管病理的大多数证据来自组织学、体液学和细胞学的研究。

① 组织学研究

AD 患者 BBB 微血管病变最早的证据来自对死亡的 AD 脑的组织学检查。大量的尸检组织学研究报道了 AD 患者海马和皮层中血源性蛋白质，如免疫球蛋白、白蛋白、纤维蛋白原和凝血酶的积累和（或）BBB 处内皮紧密连接蛋白表达的改变。然而，尸检研究存在两个主要的局限性：首先，BBB 功能障碍可能是由于死亡后缺乏血液循环和内环境稳态失衡的结果；其次，早期的 AD 大脑很难获得，研究结果主要反映疾病的晚期阶段，因而限制了对 AD 全程 BBB 变化的了解。

②体液学研究

在体评价 BBB 破坏的常用方法是白蛋白指数，即 CSF 与血清中白蛋白浓度的比值。白蛋白是一种相对较大的分子，分子量为 67kDa，在血液中含量丰富，不能穿过完整的 BBB，因此，白蛋白指数增加被认为是 BBB 破坏的指标之一。在 AD 患者、尤其是具有血管危险因素的 AD 患者中，白蛋白指数明显增加，在MCI 个体及携带 *APOEε4* 基因但认知正常者也存在这一现象。然而，白蛋白指数的缺点是其不能对 BBB 渗漏进行定位，并且，其并非一定反映的是 BBB 损伤，如血清白蛋白的泄漏也可能来自血 CSF 屏障缺陷。当脊髓血管、蛛网膜下隙血管或脊髓中有白蛋白渗漏时，白蛋白的比例可能会增加，此时难与 BBB 渗漏相鉴别。

③细胞学研究

a. 周细胞：实验研究表明，周细胞是保持 BBB 完整性的关键，周细胞丢失会导致慢性 BBB 破坏，继而发生神经变性改变。可溶性血小板衍生生长因子受体 -β（soluble platelet-derived growth factor receptor-β，sPDGFR-β），是周细胞损伤的潜在生物标志物。在轻度 AD 痴呆患者的海马中，BBB 破坏和通透性增加与 CSF 中 sPDGFR-β 水平升高呈明显的正相关。

b. 内皮细胞：脑的内皮细胞标志物的改变也进一步支持在 AD 早期认知衰退中血管变化的作用。在伴有 BBB 功能障碍的转基因 AD 小鼠模型中，内皮细胞间黏附分子 -1（endothelial intercellular adhesion molecule-1，ICAM-1）和血管细胞黏附分子 -1 与血管白蛋白外渗密切相关，表明 ICAM-1 表达增加与血管损伤有关。在神经炎症性疾病患者中，CSF 中可溶性 ICAM-1 水平升高与白蛋白指数增高相关；而在 AD 患者中，CSF 中可溶性 ICAM-1 和可溶性血管细胞黏附分子 -1 的水平升高与经由白蛋白指数测算出的 BBB 通透性升高的程度相关。

（5）BBB 受损的神经影像学评价

①动态对比增强（dynamic contrast-enhanced，DCE）技术

在体 BBB 完整性研究使用最广泛的技术是基于顺磁性钆基造影剂（gadolinium-based contrast agents，GBCAs）的磁共振 DCE 技术。GBCAs 是一种小分子造影剂，分子量约为 1kDa，可通过破坏的 BBB 进入脑内，其从血管内转移到血管外的脑组织的速率可用于评价 BBB 的通透性。与碘类药物相比，GBCAs 相对安全，偶有报道患者出现肾源性系统性纤维化。

DCE 动态图像的后处理方法可实时显示成像的动态变化，提供可视化的造影剂分布情况，最直接的方法是确定感兴趣区

(region of interest，ROI)，与其他 MRI 研究所使用的 ROI 一致，血管外的脑组织 ROI 信号强度增强代表造影剂浓度更高，提示存在跨越 BBB 的渗漏。

目前，DCE 在脑部的应用主要集中在 BBB 受损相对严重的恶性肿瘤、多发性硬化或脑卒中等疾病，在正常衰老过程中或 MCI 阶段出现的轻微 BBB 通透性改变的研究相对较少。在 AD 患者，早期使用 DCE 技术对 BBB 进行半定量分析的研究产生了与我们目前对 DCE 理解的不同的分析与解释。例如，在 2006 年的一项研究中，给予对比剂后，研究者发现 MCI 患者海马信号增强曲线高于对照者，其解释为局部血流量较低导致信号保留时间较长，提示海马血管发生改变，而不是反映 BBB 通透性的变化。此外，在 15 例 AD 患者及其健康配偶中，研究发现钆基信号增强的异常时间模式，将这一结果解释为血—脑—CSF 动力学的改变。上述研究结果可能是掣肘于相对较长的时间分辨率和分析的半定性，此外，不同影像研究在图像采集和分析方法上具有异质性，在比较结果时需谨慎对待。

最近一项研究使用了一种新型的、具有高分辨率的 DCE 技术，其改善了 BBB 图的空间分辨率和信噪比，并分析了每个人的动脉输入功能，从而准确地测量出不同灰质和白质区域 BBB 的通透性，分辨率足以显示海马各亚区。结果表明，在无认知障碍的受试者中，海马及其 CA1 和齿状回的 Ktrans 常数随着年龄增长呈线性增加。在 MCI 组，Ktrans 常数的值增加得更快，较年龄匹配的对照组增加了约 60%，进一步研究发现 BBB 通透性的增加与海马体积减少无关，提示其可能先于海马萎缩而出现，这项研究提供了第一个直接的证据，呈现了认知正常群体 BBB 受损的区域选择性、MCI 患者 BBB 受损与年龄的关系及 BBB 受损与海马萎缩的时间顺序，这一研究对 BBB 渗透性改变同时从空间定位和程度等多方面进行描述，为 AD 患者早期发生的微血管病变提供了可靠的评价方式。这项研究还发现 BBB 损伤与 CSF 中BBB 相关的周细胞损伤标志物——sPDGFR-β 水平升高相关。

DCE 对早期发现 AD 等神经变性疾病具有重要作用，未来进一步改进其方法学、提高其对发现轻微 BBB 通透性改变的敏感性尤为重要。通过增加信噪比及空间分辨率等可以帮助实现对DCE 技术的改进。增加信噪比将有助于提高对低浓度钆基的敏感性，从而进一步识别轻度 BBB 渗漏。提高空间分辨率，如采用更高的 7 T 场强将有助于检出早期出现轻微 BBB 渗漏的部位。此外，多室模型结合适当的造影剂浓度计算和全脑体素分析也会提高少量及局部 BBB 渗漏的敏感性。

②动脉自旋标记（arterial spin labeling，ASL）

ASL 是一种非侵入性和可靠的 MRI 技术，可以磁性标记大脑动脉中的水分子，并将其作为内源性示踪剂来测量脑血流量。通过 ASL 对脑血流量进行评价非常有希望成为早期检测和监测AD 进展的潜在工具。

采用 ASL 评价 AD 患者多个脑区发现楔前叶、后扣带回、顶上小叶或顶下小叶及前额叶皮层灌注不足，颞叶海马和海马旁回灌注明显减低。由于灰质损失也可解释灌注信号减少，因此，对灰质萎缩进行校正，但校正后并没有显著改变局部灌注不足的结果。上述区域血流量减少较灰质损失更严重，与测算反映的功能变化超过体积损失相一致。此外，有研究报道，与无认知障碍或 MCI 患者相比，AD 痴呆患者楔前叶、后扣带回和顶叶的血流量明显减少，而海马、尾状核和丘脑的血流量减少得更明显。AD 痴呆阶段丘脑血流量较 MCI 阶段减少了 20%，并与痴呆评定量表的评分相关。尾状核血流量与白质病变的体积呈负相关，与没有认知障碍阶段相比，MCI 和 AD 痴呆阶段更为明显。在具有 AD 风险的老年人群和轻到中度 AD 患者中，早在可检测到 Aβ 沉积或脑萎缩之前就已出现脑血流量异常。以上研究结果支持在 AD 早期即已存在血管变化，衰老大脑中的 BBB 损伤和异常的脑血流量共同促进临床前和早期阶段的 AD 进行性加重。

综上所述，神经影像学方法对我们了解 AD 的病理生理学发挥重要作用，其通过检测神经血管功能障碍而对 AD 具有潜在的诊断效用，特别是新的动态 MRI 技术，包括 DCE 和 ASL 及获取和分析成像数据集的新方法无疑为临床前和早期 AD 患者脑血管反应性变化和 BBB 破坏提供新的有力证据。

血管功能障碍，特别是 BBB 受损日益成为 AD 病理生理学重要的原因之一，Aβ 自大脑向血液转运或自血液向大脑转运异常均与 AD 有关，组织学、体液学和细胞学研究提供了 BBB 受损的潜在生物学标志物，磁共振 DCE 和 ASL 等活体成像技术可以在人体生理循环和内环境平衡的情况下了解 BBB 完整性的变化，为我们理解 AD 的发病机制、疾病进展过程及其与临床的对应关系提供帮助，也可能为未来药物研发提供新的靶标。

参考文献

1. Melanie D Sweeney, Abhay P Sagare, Berislav V. Zlokovic. Blood–brain barrier breakdown in Alzheimer's disease and other neurodegenerative disorders. Nat Rev Neurol, 2018, 14 (3)：133-150.

2. Jack C R, Holtzman D M. Biomarker modeling of Alzheimer's disease. Neuron, 2013, 80 (6)：1347-1358.

3. Zlokovic B V. Neurovascular pathways to neurodegeneration in Alzheimer's disease and other disorders. Nat Rev Neurosci, 2011, 12 (12)：723-738.

4. Montagne A, Barnes S R, Sweeney M D, et al. Blood-brain barrier breakdown in the aging human hippocampus. Neuron, 2015, 85 (2)：296-302.

5. Agrawal M, Ajazuddin, Tripathi D K, et al. Recent advancements in liposomes targeting strategies to cross blood-brain barrier (BBB) for the treatment of Alzheimer's disease. J Control Release, 2017, 260：61-77.

6. Toledo J B, Arnold S E, Raible K, et al. Contribution of cerebrovascular disease in autopsy confirmed neurodegenerative disease cases in the national Alzheimer's coordinating centre. Brain, 2013, 136 (9)：2697-2706.

7. Okamura N, Harada R, Furumoto S, et al. Tau PET imaging in Alzheimer's disease. Curr Neurol Neurosci Rep, 2014, 14 (11)：500.

8. Erickson M A, Banks W A. Blood-brain barrier dysfunction as a cause and consequence of Alzheimer's disease. J Cereb Blood Flow Metab, 2013, 33 (10)：1500-1513.

9. Xiang Y, Bu XL, Liu Y H, et al. Physiological amyloid-beta clearance in the periphery and its therapeutic potential for Alzheimer's disease. Acta Neuropathol, 2015, 130 (4)：487-499.

10. Tarasoff-Conway J M, Carare R O, Osorio R S, et al. Clearance systems in the brain-implications for Alzheimer disease. Nat Rev Neurol, 2015, 11 (8)：457-470.

11. Storck S E, Meister S, Nahrath J, et al. Endothelial LRP1 transports amyloid-beta (1-42) across the blood-brain barrier. J Clin Invest, 2016, 126 (1)：123-136.

12. Stephen B Hladky, Margery A. Barrand. Elimination of substances from the brain parenchyma：efflux via perivascular pathways and via the blood-brain barrier. Fluids Barriers CNS, 2018, 15 (1)：30.

13. Elali A, Rivest S. The role of ABCB1 and ABCA1 in beta-amyloid clearance at the neurovascular unit in Alzheimer's disease. Front Physiol, 2013, 4：45.

14. Bu X L, Xiang Y, Jin W S, et al. Blood-derived amyloid-beta protein induces Alzheimer's disease pathologies. Mol Psychiatry, 2018, 23 (9)：1-9.

15. Deane R, Du Yan S, Submamaryan R K, et al. RAGE mediates amyloid-beta

peptide transport across the blood-brain barrier and accumulation in brain. Nat Med, 2003, 9 (7) : 907-913.

16. Wang Y R, Wang Q H, Zhang T, et al. Associations between hepatic functions and plasma amyloid-beta levels-implications for the capacity of liver in peripheral amyloid-beta clearance. Mol Neurobiol, 2017, 54 (3) : 2338-2344.

17. Bu X L, Cao G Q, Shen L L, et al. Serum amyloid-beta levels are increased in patients with chronic obstructive pulmonary disease. Neurotox Res, 2015, 28 (4) : 346-351.

18. Halliday M R, Rege S V, Ma Q, et al. Accelerated pericyte degeneration and blood-brain barrier breakdown in apolipoprotein E4 carriers with Alzheimer's disease. J Cereb Blood Flow Metab, 2016, 36 (1) : 216-227.

19. Hultman K, Strickland S, Norris E H. The APOE varepsilon4/varepsilon4 genotype potentiates vascular fibrin (ogen) deposition in amyloid-laden vessels in the brains of Alzheimer's disease patients. J Cereb Blood Flow Metab, 2013, 33 (8) : 1251-1258.

20. Halliday M R, Pomara N, Sagare A P, et al. Relationship between cyclophilin a levels and matrix metalloproteinase 9 activity in cerebrospinal fluid of cognitively normal apolipoprotein e4 carriers and blood-brain barrier breakdown. JAMA Neurol, 2013, 70 (9) : 1198-1200.

21. Winkler E A, Sagare A P, Zlokovic B V. The pericyte: a forgotten cell type with important implications for Alzheimer's disease ? Brain Pathol, 2014, 24 (4) : 371-386.

22. Sweeney M D, Sagare A P, Zlokovic B V. Cerebrospinal fluid biomarkers of neurovascular dysfunction in mild dementia and Alzheimer's disease. J Cereb Blood Flow Metab, 2015, 35 (7): 1055-1068. .

23. homsen H S, Morcos S K, Almen T, et al. Nephrogenic systemic fibrosis and gadolinium-based contrast media: updated ESUR Contrast Medium Safety Committee guidelines. Eur Radiol, 2013, 23 (2): 307-318.

24. Barnes S R, Ng T S, Montagne A, et al. Optimal acquisition and modeling parameters for accurate assessment of low Ktrans blood-brain barrier permeability using dynamic contrast-enhanced MRI. Magn Reson Med, 2016, 75 (5): 1967-1977.

25. Montagne A, Nation D A, Pa J, et al. Brain imaging of neurovascular dysfunction in Alzheimer's disease. Acta Neuropathol, 2016, 131 (5): 687-707.

26. Clark L R, Nation D A, Wierenga C E, et al. Elevated cerebrovascular resistance index is associated with cognitive dysfunction in the very-old. Alzheimers Res Ther, 2015, 7 (1): 3.

27. Nation D A, Wierenga C E, Clark L R, et al. Cortical and subcortical cerebrovascular resistance index in mild cognitive impairment and Alzheimer's disease. J Alzheimers Dis, 2013, 36 (4): 689-698.

28. den Abeelen A S, Lagro J, van Beek A H, et al. Impaired cerebral autoregulation and vasomotor reactivity in sporadic Alzheimer's disease. Curr Alzheimer Res, 2014, 11 (1): 11-17.

（丁杜宇　整理）

阿尔茨海默病的生物标志物

多年来 AD 的药物临床试验多以失败告终，其主要原因之一可能为干预时机过晚，因此，寻找 AD 生物标志物对早期诊断及药物研发的意义重大。

22. 脑脊液生物标志物

CSF 源自脉络丛，可自由地与神经细胞外间隙进行交流，其生物学变化，如蛋白质和代谢物可直接反映大脑内部环境的变化。在 CSF 中，有一系列与 AD 的病理生理紧密相关的物质，可能成为 AD 的生物标志物。

（1）Aβ

Aβ 是由 APP 经过剪切而形成的多肽片段，Aβ42 比 Aβ40 多 2 个疏水性氨基酸，故其聚集能力更强，更易在脑内沉积，产生神经毒性。Aβ42 具有高致病性，通过触发一系列事件导致 AD。CSF 中 Aβ42 的变化可反映纤维状 Aβ 水平的变化，从而间接反映 Aβ 斑块在脑组织的负荷状态。MCI 患者 CSF 中 Aβ42 水平明显降低，联合 P-tau 诊断 AD 的敏感度达到 95.7%。AD 的上述病理生物标志物的变化在临床症状之前出现，可帮助早期诊断。

（2）tau

tau 是位于神经轴突的一种结构蛋白，其功能是与微管蛋白结合以促进微管的形成，并维持其结构的稳定。在 20 世纪 90 年代，研究已发现 AD 患者 CSF 中 Aβ、T-tau 和 P-tau 水平存在异常变化。tau 的过度磷酸化可使其失去正常功能，并形成 NFT。P-tau 与新皮层 NFT 的数量有关，CSF 中 P-tau 反映脑中 tau 的磷酸化状态和 NFT 的形成，T-tau 是一种动态化生物标志物，既反映急性的神经元损伤，也反映慢性脑神经元变性。因此，CSF 中 T-tau 和 P-tau 对 AD 诊断具有重要的临床意义。CSF 中低水平 Aβ42 与高水平 T-tau、P-tau 可高度预测患者从 MCI 进展为 AD，是具有敏感性和特异性的生物学标志物。从 CSF 中 Aβ 水平降低（tau 水平尚正常）至出现痴呆至少有 10～20 年的过渡期，以上指标联合检测可鉴别认知正常但已有早期病理改变的个体，为早期干预提供理想的机会。

（3）BACE1

Aβ 是由 APP 经 β 分泌酶和 γ 分泌酶水解产生。在这个过程中，维持 β 分泌酶活性的是 BACE1。CSF 中 BACE1 的活性可以较好地反映神经元的活性。目前研究发现 BACE1 表达及调节异常也可导致 AD。与正常人群相比，MCI 和 AD 痴呆患者 CSF

中 BACE1 的浓度和活性较正常对照人群明显升高。

（4）神经丝轻链蛋白（neurofilament light chain，NfL）

1997 年，研究人员发现 AD 患者脑部病变的特征之一是 NfL 免疫组织化学表达阳性，主要由其高度磷酸化后的积累所致。之后陆续报道发现，AD 患者枕叶皮质 NfL 增加，其可能反映神经元的损伤程度。研究发现，与正常人群相比，AD 患者 CSF 中 NfL 的水平显著升高，表明 NfL 与 AD 存在关联。CSF 和血清中 NfL 是反映 AD 等痴呆相关疾病严重程度的候选生物标志物之一。

（5）乙酰胆碱（acetylcholine，Ach）

Ach 是维持人体高级神经功能的重要神经递质，与人的思维、智能和记忆密切相关。乙酰胆碱转移酶（choline acetyl transferase，ChAT）以乙酰辅酶 A 为原料合成 Ach，胆碱酯酶（cholinesterase，ChE）将 Ach 分解为胆碱和乙酸，这两种酶是调节 Ach 的关键酶。研究显示，AD 患者 Ach 下降，且与病情严重程度呈正相关，可作为 AD 患者认知障碍的标志性物质。

（6）几丁质酶 -3 样蛋白 -1（chitinase3-like1，CHI3L1）

几丁质酶 -3 样蛋白 -1，又称为 YKL-40、软骨糖蛋白 39 和乳腺回归蛋白，在 AD 和其他神经变性疾病的病理生理学中，中枢神经系统的神经炎症生物标志物越来越受到重视。YKL-40 在细胞的各种反应中扮演着不同的角色，主要在细胞增生、转化和生存中发挥作用。YKL-40 可促进神经系统小胶质细胞和星形胶质细胞的增生，从而导致神经免疫炎症反应。研究发现，CSF 中较高浓度的 YKL-40 有助于预测 MCI 向 AD 痴呆转化。

（7）神经元正五聚蛋白 2（neuronal pentraxin2，NPTX2）

NPTX2 是正五聚神经元蛋白的一部分，其另外两个部分包括 NPTX1 和 NPTXR。在 AD 患者伴有神经病理变化的所有皮层区域可观察到 NPTX2 减少。研究人员采用酶联免疫吸附试验检测 CSF 中 NPTX2 的水平，发现对照者及 AD 患者分别为 1067pg/ml 和 296pg/ml；进一步对比 Aβ 和 tau 发现，CSF 中 NPTX2 水平降低，其用于诊断 AD 的灵敏度和准确性与 Aβ42 相似，并且优于 T-tau 和 P-tau。

（8）视锥蛋白样蛋白 -1（visinin-like protein-1，VILIP-1）

AD 的发病机制涉及 Ca^{2+} 稳态异常，体外实验证实 AD 脑内聚积的 Aβ 能促进细胞内 Ca^{2+} 的积聚，因此，Ca^{2+} 稳态异常可能为 AD 的发病机制之一。VILIP-1 通过影响细胞内 Ca^{2+} 稳态而导致神经元变性和死亡，使细胞内的 VILIP-1 释放入 CSF，从而使其在 CSF 中的水平升高，因而可能作为 AD 潜在的生物学标志物之一。研究发现，虽然 AD 患者 MMSE 量表的评分与 VILIP-1 水平无关，但 VILIP-1/Aβ42 与 MMSE 量表的评分呈负相关。另外，VILIP-1/T-tau、VILIP-1/P-tau181 和 VILIP-1/P-tau231 与 MMSE 量表的评分均呈正相关，表明 VILIP-1 与 Aβ 及 tau 的比值可作为候选生物标志物，并可反映疾病的严重程度。

（9）F2- 异前列烷

氧化应激主要表现为机体活性氧类物质与抗氧化防御系统的失衡，是 AD 等神经变性疾病的发病机制之一。F2- 异前列烷的产生是由于神经元受到自由基的损伤而出现脂质过氧化。研究显示，AD 患者 CSF 中 F2- 异前列烷的水平高于正常对照者，并且 F2- 异前列烷和 Aβ42 水平与 AD 的认知总分呈负相关，表明 F2- 异前列烷越高，AD 患者的认知障碍越明显。

（10）miRNA

随着 miRNA 芯片检测技术的发展，研究发现 miRNA 与细胞分化、增生、生长和凋亡等密切相关。miRNA 作为 AD 的新生物标志物是近年来备受关注的热点。研究显示，miRNA-125b、miRNA-223、miRNA-342-3p、miRNAR-34c 和 miRNAR-384 等可能是潜在的 AD 诊断标志物，且多种 miRNA 联合检测作为 AD 诊断标志物更有价值。

23. 外周血生物标志物

虽然 CSF 可以直接反映脑组织微环境的变化，且目前的技术也尽可能减轻其对患者的损伤，但仍不易被患者接受。相比之下，采血易于操作、血液样本容易获得，虽然易受多种情况影响，但仍是 AD 生物标志物研究备受关注的体液来源。

（1）Aβ

许多研究已经检测了 AD 患者血浆 Aβ 水平作为生物标志

物，然而，血浆中 Aβ 水平不能理想地预测 AD 的发展，其在 AD 诊断前后的水平没有明显变化。有人提出血浆中 Aβ 水平也许不能用于评估 AD 的发生风险。

（2）tau

AD 的发病机制与 tau 密切相关。研究发现，AD 患者的 CSF 中 tau 水平比正常对照者高 2～3 倍。tau 可以发生裂解而进入外周血中，通过蛋白质组织化学等技术手段可以检测外周血中 tau 片段的水平，从而推测出外周血中 tau 的水平。

（3）miRNA

血液中的外泌体是由多囊泡的内体与浆膜融合后释放到细胞外间隙的一种膜性小囊泡，直径为 30～100nm。外泌体携带来源于细胞的部分蛋白质、核酸、脂质、非编码 RNA、mRNA 和 miRNA，在细胞间进行物质运输。外泌体所携带的蛋白等物质在膜性结构内不仅防止被外界环境降解，而且，外泌体的稳定性很高，可以保存较长时间，因而可以进行蛋白质组学、核酸测序和脂质方面的研究，对 AD 等神经变性疾病具有诊断价值，可作为诊断的生物标志物之一。研究发现，APP 的产生和降解与外泌体有关，外泌体中还存在 mRNAs 和 miRNA。AD 外周血生物标志物的研究证实了 AD 的病理生理过程会在外周血中发生相应的改变，鉴于 miRNA 在 AD 改变中的重要作用，外周血外泌体中的 miRNA 有望成为 AD 的新生物标志物。

（4）APOE

APOE 是一种由 299 个氨基酸组成的碱性蛋白，相对分子质量为 34 KDa，富含精氨酸，是各种脂蛋白的载脂蛋白成分，是重要的胆固醇载体。研究发现，*APOEε4* 基因与 Aβ 的代谢密切相关，这将增加 Aβ 在脑中的沉积，并促进 NP 的形成。组织病理学研究发现，APOE 和 NP 在 AD 患者的脑内共同存在。在 AD 痴呆和 MCI 患者，研究发现血液中低水平的 APOE 与海马体积缩小显著相关。因此，在高危人群中，血液中低水平的 APOE 表明大脑中可能存在 AD 神经病理变化。

（5）TNF-α

神经免疫炎症在 AD 的病理生理和疾病进展中发挥重要作用。TNF-α 通过促进 T 细胞产生炎症因子，进而促进炎症的发生。目前已经发现 AD 痴呆和 MCI 患者血液 TNF-α 及其受体的水平较对照者明显升高。

（6）聚集素

聚集素，亦称 ApoJ，其作为一种分子伴侣可与 Aβ 结合，从而影响 Aβ 的聚集，促进 Aβ 经 BBB 被清除，或被胶质细胞内吞。近年来，关于 ApoJ 与 AD 相关性的研究备受关注，但结果仍存争议。ApoJ 通过与 Aβ 结合影响小胶质细胞对 Aβ 的摄取及通过 BBB 的转运。外周血中升高的 ApoJ 与 Aβ 在颞叶内侧的沉积有关，这种关联甚至存在于 MCI 患者中，因此，ApoJ 有望成为早期诊断 AD 的生物标志物。

（7）血小板 APP 同源蛋白

APP 分解产生 Aβ，APP 有三种同源体，其分子量不同，分别为 130 KDa、110 KDa 和 106 KDa。高分子量与低分子量的同源体的比值称为 APP 同源蛋白的比率，部分 AD 患者血小板 APP 同源蛋白的比率下降，因此，可采用血小板 APP 同源蛋白定量检测对 AD 患者进行跟踪诊断、评价病程进展及疗效观察。

（8）可溶性低密度脂蛋白受体相关蛋白 1（soluble low-density lipoprotein receptor related protein1，SLRP1）

在 AD 患者的 NP 中可以检测到 SLRP1，它是一种保护性蛋白质，相对分子质量为 515 KDa，被其细胞外的结构域切割，并释放到血液中，其可以防止外周血中大部分 Aβ 通过 BBB 进入脑内。研究发现，AD 患者血液中 SLRP1 的水平较正常对照者明显降低，对 AD 的诊断具有较高的敏感性，达 77.8%。

（9）CD33

CD33 的相对分子量为 67kDa，主要存在于血液、骨髓和淋巴细胞中，是凝集素结合免疫球蛋白家族的成员。GWAS 研究表明 CD33 与 AD 密切相关。最新研究表明，AD 患者 *CD33* 基因多态性与大脑皮层中 CD33 的表达有关，其等位基因 *rs3865444* 的表达可降低 AD 的发生风险。

（10）高同型半胱氨酸（homocysteine，Hcy）

Hcy 是通过甲硫氨酸的去甲基化形成的含硫氨基酸，并且被辅酶、叶酸和维生素 B_{12} 代谢。Hcy 可损害血管内皮，促进脑内小动脉硬化，破坏微循环，促进过氧化氢和氧自由基形成，激活 N- 甲基 -D- 天冬氨酸受体产生兴奋性神经毒性作用，增强 Aβ 的神经毒性作用等，引起神经元损伤和死亡，最终导致 AD 的发生和进展。

（11）脂蛋白相关磷脂酶 A2（lipoprotein-associated phospholipase A2，Lp-PLA2）

Lp-PLA2 引起动脉粥样硬化和促进心脑血管疾病的发生，并且是磷脂水解酶家族的促炎性因子。研究发现，Lp-PLA2 可通过炎性反应增加 AD 的发病风险。

（12）钙调蛋白（calmodulin，CaM）

研究发现，CaM 和钙调蛋白激酶家族在包括 G1/S、G2/M 等多个细胞周期中发挥重要的调节作用。细胞周期蛋白存在 CaM 结合位点，有丝分裂可以刺激 Ca^{2+}-CaM 介导的反应，导致细胞对 Ca^{2+} 敏感性和 CaM 在亚细胞结构中的分布发生变化，最终导致 CaM 及其结合位点的相互作用发生异常，造成 Ca^{2+} 稳态失衡，促进细胞内 Ca^{2+} 超载，导致细胞死亡。Solomon 等对死亡的 AD 患者的脑组织通过免疫组化染色发现 CaM 表达较低。大量临床研究和动物实验发现，AD 患者海马及外周血中 CaM 表达异常，考虑其可能与 AD 的发病有关。

（13）多巴胺 β 羟化酶（dopamine β hydroxylase，DβH）

AD 患者脑干 5- 羟色胺（5-hydroxytryptamine，5-HT）能和去甲肾上腺素（noradrenaline，NE）神经元受损。作为儿茶酚胺合成酶，DβH 在 NE 的合成和更新中发挥重要作用。研究发现，AD 患者大脑皮层和海马 DβH 的活性明显降低，可能与其 *970T* 等位基因有关，导致 NE 合成减少，因此，血浆 DβH 可能是 AD 认知障碍发生和进展的生物标志物之一。

24. 尿液生物标志物

尽管尿液和大脑在解剖关系上相距很远，很难澄清两者之间的直接关系，但与血液不同的是，获取尿液无创且方便，尿液不需要适应机体稳态，因而很多反映体内代谢指标的有意义的波动在尿液中比血液中更敏感。

（1）AD 相关神经丝蛋白（Alzheimer-associated neuronal thread protein，AD7c-NTP）

AD7c-NTP 是一种跨膜磷蛋白，在神经细胞体中表达，分子量约为 41kDa。AD7c-NTP 在 AD 患者的脑中升高，并与 tau 共存，与 P-tau 水平呈正相关，与 Aβ 无相关性。AD7c-NTP 出现在具有完整组织学的变性的神经元中，表明其在 AD 神经变性的早期即表达增加。随后的研究表明，AD7c-NTP 存在于 NFT 中，主要参与诱导神经免疫炎症和细胞死亡。2011 年，研究人员成功地研发出采用竞争性 ELISA 法检测尿液 AD7c-NTP 的诊断试剂盒，其在健康人群中的特异性、敏感性和年龄相关性在临床试验中得到验证。

（2）其他

Manoochehr M 等采用免疫荧光法检测尿液中神经生长因子受体（nerve growth factor receptor，NGFR）的水平，结果发现 AD 患者尿液 NGFR 水平明显高于正常对照者。

Marta Czerska 等发现 AD 患者尿液中前列腺素异构体——异前列腺素水平较高，考虑与其是氧化应激标志物有关。

Fu-kuhara 等分析了 T92576 转基因 AD 大鼠的尿液，发现早期 3- 羟基犬尿素、尿酸和酪氨酸水平升高，晚期 1- 甲基烟酰胺 -2- 氧戊二酸盐、柠檬酸盐、尿素、二甲胺、葫芦巴碱和三甲胺等水平升高。

采用同位素标记的液相色谱仪——质谱法用于检测 Tg-CRND8 转基因小鼠尿液代谢指标的变化，结果发现，与对照组相比，17 周龄时蛋氨酸、5- 羟吲哚乙酸、对羟基苯丙酸、牛磺酸和 N- 乙酰亚精胺的水平明显升高，25 周龄时上述变化更明显。

尽管对尿液成分与脑部疾病之间相关性的研究不如血液，但上述研究结果提示尿液可能作为研究 AD 生物标志物的体液标本来源之一。

25. 唾液生物标志物

唾液化学成分的变化可以反映不同的病理生理变化，与 AD 等神经变性疾病有关的蛋白质已被证明存在于唾液基质中，因而可能成为潜在的生物标志物的来源。

（1）Aβ

采用 1H- 磁共振代谢组学检测 AD 患者和健康人群唾液中的 Aβ42，结果发现，AD 患者唾液中 Aβ42 的水平明显高于健康者。

（2）tau

研究发现，tau 存在于唾液中，但唾液中 T-tau 水平与神经心理学量表评分及结构磁共振成像结果无关，因此，唾液 T-tau 既不是 AD 合适的生物标志物，也不是认知损伤的生物标志物。唾液中的 tau 作为 AD 诊断的标志物尚需深入研究。

26. 其他生物标志物

（1）眼部标志物

通过视网膜图像分析技术发现，与正常对照者相比，MCI 患者的视网膜血流量和血流速度更低，提示视网膜血流异常可能在 AD 早期出现；AD 患者视网膜静脉更窄，动、静脉比例更高。

视网膜神经纤维层（retinal nerve fiber layer，RNFL）含有微管。研究发现，早期 AD 患者 RNFL 变薄，提示其可能存在视网膜神经纤维及视神经的退变，其中视盘上方 RNFL 变薄可能是 AD 患者在视神经病变中较早出现的变化。

（2）嗅觉障碍

在哺乳动物的大脑中存在嗅觉——海马通路，该通路具有广泛的神经纤维联络，是 AD 病理性生物标志物由嗅球传导至海马的途径。研究发现，AD 患者在认知障碍出现之前即存在嗅觉障碍，这可能与嗅觉通路中 Aβ 沉积、嗅球和嗅束萎缩及 Ach 水平降低有关。研究提示，嗅觉系统可能是 AD 退行性改变的起源，并且存在从外周向中枢发展的趋势。全面评价嗅觉系统可以提高早期诊断 AD 的敏感性和特异性。

27. 生物标志物研究存在的问题

（1）生物标志物对 AD 的早期诊断，尤其是临床前诊断缺乏特异性，不能准确反映病程和病情的严重程度。虽然 NP 和 NFT 是 AD 的重要病理特征，但其对 AD 并非具有绝对的特异性。Aβ 也可见于路易体痴呆和帕金森痴呆，而 tau 病理也可见于额颞叶痴呆、进行性核上性麻痹和 Creutzfeldt-Jakob 病。

（2）难以确定生物标志物统一的界值，且测试结果具有较大的易变性。由于研究对象所涉及的人群不同，不同的实验室采用的检测方法或试剂不同，实验过程也不尽相同，因此，不同的研究很难获得统一的界值。

（3）腰椎穿刺是侵入性操作，不适合用于人群筛查。血液样本易于取得，受试者接受性好，不易发生感染，或许可以成为最有希望的生物标志物来源。

总之，目前已经发现了与 AD 相关的多种潜在的生物标志物，但对于生物标志物的诊断仍然没有获得金标准。随着科学技术的发展及实验手段的进步，未来有望通过动物模型、遗传学、分子生物学、实验室检查和功能影像等多学科合作提高 AD 早期诊断的准确性和敏感性。

参考文献

1. Amanda McRae, Gershwin KDavis, Nelleen Baboolal, et al. Blood biomarkers in Alzheimer's disease. Neurologia, 2018, 4853 (18)：30091-30094.

2. Olsson B, Lautner R, Andreasson U, et al. CSF and blood biomarkers for the diagnosis of Alzheimer's disease：a systematic review and meta-analysis. Lancet Neurol, 2016, 15 (7)：673-684.

3. Teipel S, Drzezga A, Grothe M J, et al. Multimodal imaging in Alzheimer's disease：validity and usefulness for early detection. Lancet Neurol, 2015, 14 (10)：1037-1053.

4. Niemantsverdriet E, Goossens J, Struyfs H, et al. Diagnostic impact of cerebrospinal fluid biomarker (Pre-) analytical variability in Alzheimer's disease. J Alzheimers Dis, 2016, 51 (1)：97-106.

5. Harari O, Cruchaga C, Kauwe J S, et al. Initiative Phosphorylated tau-Aβ42 ratio as a continuous trait for biomarker discovery for early-stage Alzheimer's disease in multiplex immunoassay panels of cerebrospinal fluid. Biol Psychiatry, 2014, 75 (9)：723-731.

6. van Harten A C, Kester M I, Visser P J, et al. Tau and p-tau as CSF biomarkers in dementia：a meta-analysis. Clin Chem Lab Med, 2011, 49 (3)：353-366.

7. Schipke C G, De Vos A, Fuentes M, et al. Neurogranin and BACE1 in CSF as potential biomarkers differentiating depression with cognitive deficits from early Alzheimer's disease: a pilot study. Dement Geriatr Cogn Dis Extra, 2018, 8 (2): 277-289.

8. Lista S, Toschi N, Baldacci F, et al. Diagnostic accuracy of CSF neurofilament light chain protein in the biomarker-guided classification system for Alzheimer's disease. Neurochem Int, 2017, 108: 355-360.

9. Dos Santos Picanco L C, Ozela P F, de Fatima de Brito Brito M, et al. Alzheimer's disease: a review from the pathophysiology to diagnosis, new perspectives for pharmacological treatment. Curr Med Chem, 2018, 25 (26): 3141-3159.

10. Janelidze S, Mattsson N, Stomrud E, et al. CSF biomarkers of neuroinflammation and cerebrovascular dysfunction in early Alzheimer disease. Neurology, 2018, 91 (9): e867-e877.

11. Xiao M F, Xu D, Craig M T, et al. NPTX2 and cognitive dysfunction in Alzheimer's disease. Elife, 2017, 6: e23798.

12. Kuo H C, Yen H C, Huang C C, et al. Cerebrospinal fluid biomarkers for neuropsychological symptoms in early stage of late-onset Alzheimer's disease. Int J Neurosci, 2015, 125 (10): 747-754.

13. Lövheim H, Elgh F, Johansson A, et al. Plasma concentrations of free amyloid β cannot predict the development of Alzheimer's disease. Alzheimers Dement, 2017, 13 (7): 778-782.

14. Riancho J, Vázquez-Higuera J L, Pozueta A, et al. Micro RNA profile in patients with Alzheimer's disease: analysis of miR-9-5p and miR-598 in raw and exosome

enriched cerebrospinal fluid samples. J Alzheimers Dis, 2017, 57 (2): 483-491.

15. Zendjabil M. Circulating microRNAs as novel biomarkers of Alzheimer's disease. Clin Chim Acta, 2018, 484: 99-104.

16. Kim Y S, Lee K J, Kim H, et al. Serum tumor necrosis factor-α and inter-leukin-6 levels in Alzheimer's disease and mild cognitive impairment. Psychogeriatrics, 2017, 17 (4): 224-230.

17. Henriksen K, O'Brgant S E, Hampel H, et al. The future of blood-based biomarkers for Alzheimer's disease. Alzheimers Dementia, 2014, 1 (1): 115-131.

18. Malm T, Loppi S, Kanninen K M. Exosomes in Alzheimer's disease. Neurochem Int, 2016, 97: 193-199.

19. Iranifar E, Seresht B M, Momeni F, et al. Exosomes and microRNAs: New potential therapeutic candidates in Alzheimer disease therapy. J Cell Physiol, 2019, 234 (3): 2296-2305.

20. Pan Y, Liu R, Terpstra E, et al. Dysregulation and diagnostic potential of microRNA in Alzheimer's disease. J Alzheimers Dis, 2016, 49 (1): 1-12.

21. Khan T K, Alkon D L. Peripheral biomarkers of Alzheimer's disease. J Alzheimers Dis, 2015, 44 (3): 729-744.

22. Fan Y Y, Cai Q L, Gao Z Y, et al. APOEε4 allele elevates the expressions of inflammatory factors and promotes Alzheimer's disease progression: a comparative study based on Han and She populations in the Wenzhou area. Brain Res Bull, 2017, 132: 39-43.

23. Yeh F L, Wang Y, Tom I, et al. TREM2 binds to apolipoproteins, including APOE and CLU/APOJ, and thereby facilitates uptake of amyloid-beta by microglia.

Neuron, 2016, 91 (2): 328-340.

24. Miners J S, Clarke P, Love S. Clusterin levels are increased in Alzheimer's disease and influence the regional distribution of a beta. Brain Pathol, 2017, 27 (3): 305-313.

25. Gupta V B, Doecke J D, Hone E, et al. Plasma apolipoprotein J as a potential biomarker for Alzheimer's disease: Australian imaging, biomarkers and lifestyle study of aging. Alzheimers Dement (Amst), 2015, 3: 18-26.

26. Liang F, Jia J, Wang S, et al. Decreased plasma levels of soluble low density lipoprotein receptor-related protein-1 (sLRP) and the soluble form of the receptor for advanced glycation end products (sRAGE) in the clinical diagnosis of Alzheimer's disease. J Clin Neurosci, 2013, 20 (3): 357-361.

27. Frost S, Kanagasingam Y, Sohrabi H, et al. Retinal vascular biomarkers for early detection and monitoring of Alzheimer's disease. Transl Psychiatry, 2013, 3: e233.

28. Siddiqui S S, Springer S A, Verhagen A, et al. The Alzheimer's disease-protective CD33 splice variant mediates adaptive loss of function via diversion to an intracellular pool. J Biol Chem, 2017, 92 (37): 15312-15320.

29. Walker D G, Whetzel A M, Serrano G, et al. Association of CD 33 Polymorphism rs3865444 with Alzheimer's Disease Pathology and CD 33 Expression in Human Cerebral Cortex. Neurobiol Aging, 2015, 36 (2): 571-582.

30. Zhuo J M, Wang H, Praticò D. Is hyperhomocysteinemia an Alzheimer's disease (AD) risk factor, an AD marker, or neither? Trends Pharmacol Sci, 2011, 32 (9): 562-571.

31. Min D, Guo F, Zhu S, et al. The alterations of Ca^{2+}/calmodulin/CaMK II /

CaV 1. 2 signaling in experimental models of Alzheimer's disease and vascular dementia. Neurosci Lett, 2013, 538: 60-65.

32. Komatsu M, Shibata N, Ohnuma T, et al. Polymorphisms in the aldehyde dehydrogenase 2 and dopamine β hydroxylase genes are not associated with Alzheimer's disease. J Neural Transm (Vienna), 2014, 121 (4): 427-432.

33. Fransquet P D, Ryan J. Micro RNA as a potential blood-based epigenetic biomarker for Alzheimer's disease. Clin Biochem, 2018, 58: 5-14.

34. Wu J, Gao Y. Physiological conditions can be reflected in human urine proteome and metabolome. Expert Rev Proteoimcs, 2015, 12 (6): 623-636.

35. Ma L, Wang R, Hart Y, et al. Development of a novel urine Alzheimer-associated neuronal thread protein ELlSA kit and its potential use in the diagnosis of Alzheimer's disease. J Clin Lab Anal, 2016, 30 (4): 308-314.

36. Messripour M, Nazarian A, Mesripour A, et al. Nerve growth factor receptors in dementi. Turk J Med Sci, 2015, 45 (5): 1122-1126.

37. Czerska M, Zielifiski M, Gromadzifiska J. Isoprostanes-A novel major group of oxidative stress marker. Int J Occup Med Environ Health, 2016, 29 (2): 179-1900.

38. Fuktthara K, Ohno A, Ota Y, et al. NMR-based metabolomics of urine in a mouse model of Alzheimer's disease: identification of oxidative stress biomarke. J Clin Biochem Nutr, 2013, 52 (2): 133-138.

39. Peng J, Guo K, Xia J, et al. Development of isotope labeling liquid chromatography mass spectrometry for mouse urine metaboloimcs: quantitative metabolomic study of transgenic mice related to Alzheimer's disease. J Proteome Res, 2014, 13 (10): 4457-4469.

40. Shi S, Wagner J, Mitteregger-Kretzschmar G, et al. Quantitative real-time quaking-induced conversion allows monitoring of disease-modifying therapy in the urine of prion-infected mice. J Neuropathol Exp Neurol, 2015, 74（9）: 924-933.

41. Kulshreshtha A, PiplaniP. Current pharmacotherapy and putative disease-modifying therapy for Alzheimer's disease. Neurol Sci, 2016, 37（9）: 1403-1435.

42. Ashton N J, Ide M, Schöll M, et al. No association of salivary total tau concentration with Alzheimer's disease. Neurobiol Aging, 2018, 70: 125-127.

43. Lim J K, Li Q X, He Z, et al. The eye as a biomarker for Alzheimer's disease. Front Neurosci, 2016, 10: 536.

44. Ekström I, Sjölund S, Nordin S, et al. Smell loss predicts mortality risk regardless of dementia conversion. J Am Geriatr Soc, 2017, 65（6）: 1238-1243.

45. Yilmaz A, Geddes T, Han B, et al. Diagnostic biomarkers of Alzheimer's disease as identified in saliva using 1H NMR-based metabolomics. J Alzheimers Dis, 2017, 58（2）: 355-359.

46. Hepp D H, Vergoossen D L, Huisman E, et al. Distribution and load of amyloid-beta pathology in parkinson disease and dementia with lewy bodies. J Neuropathol Exp Neurol, 2016, 75（10）: 936-945.

47. Lewis J, Dickson D W. Propagation of tau pathology: hypotheses, discoveries, and yet unresolved questions from experi mental and human brain studies. Acta Neuropathologica, 2015, 131（1）: 27-48.

48. Carrillo M C, Blennow K, Soares H, et al. Global standardization measurement of cerebral spinal fluid for Alzheimer's disease: an update from the Alzheimer's Association Global Biomarkers Consortium. Alzheimer's Dement, 2013,

9 (2)：137-140.

49. Sharma N，Singh A N. Exploring biomarkers for Alzheimer's disease. J Clin Diagn Res，2016，10 (7)：KE01-KE06.

50. Burnham S C，Rowe C C，Baker D，et al. Predicting Alzheimer disease from a blood-based biomarker profile：A 54-month follow-up. Neurology，2016，87 (11)：1093-1101.

（郭　鹏　整理）

28. 脑脊液神经丝轻链蛋白具有较高预测轻度认知障碍发生的能力

NfL 具有确定轴突口径的作用，是皮质下大口径轴索变性的标志，NfL 升高亦可见于运动神经元病、多发性硬化等其他疾病，因此，特异性不高。那么，NfL 能否作为神经退行性变的生物标志物？本研究报道了 CSF 中 NfL 能预测社区人群认知障碍的发生风险。神经颗粒素（neurogranin，Ng）是一种富含于树突棘上的突触后蛋白，与 NfL 相比，CSF 中 Ng 对 AD 具有较强的特异性。

（1）研究的问题

本研究涉及以下 3 个问题：① CSF 中 NfL 与 Ng 的水平是否与 MCI 的发生风险相关？②与 CSF 中 T-tau 或 P-tau 相比，NfL 与 Ng 更能预测 MCI 的发生风险吗？③已知 CSF 中低水平的 Aβ42 与 MCI 的发生风险有关，那么其是否介导了上述关系？

（2）研究内容

这是一项基于社区人群的前瞻性队列研究，数据来源于梅奥诊所老龄化研究，每 15 个月随访 1 次，随访时间平均为 3.8 年。对受试者进行认知测评，检测了血和 CSF 中相应蛋白的水平。分别按照 Petersen 和 DSM-4 的标准诊断 MCI 和 AD。采用 COX 回归分析蛋白与 MCI 发生风险之间的关系，采用 Schoenfeld 残差分析 CSF 中 Aβ42 与蛋白之间的相互作用。

（3）研究结果

研究共纳入 648 例无认知障碍的老年人，平均年龄 72.3 岁，图 3 为受试者的基线特征。

对性别、受教育水平和 Charlson 共病指数进行调整后，z-log 转换后的 CSF 中 NfL 每增加 1 个单位，受试者 MCI 的发生风险增加到 1.32（95% *CI* 1.08 ～ 1.60）。对 APOE 进行调整后，仍得到相似的结果，提示 CSF 中 NfL 的水平升高与 MCI 的发生风险密切相关。z-log 转换后的 CSF 中 Aβ42 每增加 1 个单位，MCI 的发生风险下降至 0.74（95% *CI* 0.61 ～ 0.89），表明 CSF 中 Aβ42 水平的下降与 MCI 的发生风险增加有关，而 CSF 中 Ng、T-tau 和 P-tau 与 MCI 的发生风险无关（图 4）。

Characteristics	Total No.	Median (IQR)
Age, y	648	72.3 (63.4 to 78.3)
Male, No. (%)	648	366 (56.5)
Education	648	14.0 (12.0 to 16.0)
APOE E4, No. (%)	647	172 (26.6)
Hypertension, No. (%)	642	386 (60.1)
BMI	642	28.2 (25.2 to 31.6)
Charlson comorbidity index	642	2.0 (1.0 to 4.0)
Cognitive *z* scores		
Global	626	0.05 (−0.65 to 0.73)
Memory	645	0.05 (−0.76 to 0.69)
Visual spatial	632	0.03 (−0.60 to 0.69)
Attention	635	0.09 (−0.68 to 0.73)
Language	638	0.11 (−0.62 to 0.73)
CSF measures		
NfL, pg/mL	639	484.7 (359.5 to 700.9)
Neurogranin, pg/mL	647	164.7 (131.0 to 217.5)
Total tau	647	211.3 (166.1 to 269.7)
Phosphorylated tau	647	17.8 (14.1 to 23.3)
Aβ42	647	1105.0 (786.2 to 1537.0)

Abbreviations: Aβ42, amyloid-β; *APOE*, apolipoprotein E; BMI, body mass index (calculated as weight in kilograms divided by height in meters squared); CSF, cerebrospinal fluid; IQR, interquartile range; NfL, neurofilament light.

图 3 受试者的基线特征

（图片来源：Kern S，Syrjanen JA，Blennow K，et al. Association of cerebrospinal fluid neurofilament light protein with risk of mild cognitive impairment among individuals without cognitive impairment. JAMA Neurol，2019，76：187-193.）

z Log CSF	Model 1[a]				Model 2[b]			
	Total No.	Events	HR (95% CI)	P Value	Total No.	Events	HR (95% CI)	P Value
NfL	633	94	1.32 (1.08-1.60)	.01	632	94	1.33 (1.09-1.62)	.01
Neurogranin	641	95	1.03 (0.83-1.29)	.79	640	95	1.03 (0.83-1.27)	.81
Total tau	641	95	1.07 (0.85-1.34)	.58	640	95	1.06 (0.85-1.33)	.59
P-tau	641	95	1.12 (0.90-1.39)	.30	640	95	1.10 (0.89-1.37)	.37
Aβ42	641	95	0.74 (0.61-0.89)	.001	640	95	0.80 (0.66-0.97)	.02

Abbreviations: Aβ42, amyloid-β; *APOE*, apolipoprotein E; CSF, cerebrospinal fluid; HR, hazard ratio; NfL, neurofilament light; P-tau, phosphorylated tau.
[a] Model 1 with age as time scale and adjusted for sex, education, and the Charlson Comorbidity index.
[b] Model 2 with age as time scale and adjusted for the variables in model 1 and *APOE* genotype

图 4 连续的脑脊液测量结果与轻度认知障碍的风险

（图片来源：Kern S，Syrjanen JA，Blennow K，et al. Association of cerebrospinal fluid neurofilament light protein with risk of mild cognitive impairment among individuals without cognitive impairment. JAMA Neurol，2019，76：187-193.）

与 CSF 中 NfL 的最低四分位数相比，最高四分位数的 MCI 发生风险增加到 2.9 倍（95% *CI* 1.26～6.67），对 APOE 进行调整后，风险增加（*HR* 3.13，95% *CI* 1.36～7.18）。第二位和第三位四分位数则与 MCI 的发生风险无关，表明 CSF 高水平 NfL 与 MCI 的发生风险密切相关。CSF 中 Aβ42 水平升高与 MCI 的发生风险下降有关，与最低四分位数相比，第三位和最高四分位数结果分别为 0.41（95% *CI* 0.23～0.75）和 0.47（95% *CI* 0.27～0.81）。然而，对 APOE 进行调整后，只有第三位四分位数对比结果有意义（*HR* 0.48，95% *CI* 0.26～0.88）。CSF 中 Ng、T-tau 和 P-tau 与 MCI 的发生风险无关（图 5）。

Quartiles of Log CSF	Model 1[a] Total No.	Events	HR (95% CI)	P Value	Model 2[b] Total No.	Events	HR (95% CI)	P Value
NfL								
2 vs 1			1.52 (0.64-3.64)	.35			1.69 (0.71-4.03)	.24
3 vs 1	633	94	1.43 (0.60-3.42)	.42	632	94	1.58 (0.66-3.75)	.30
4 vs 1			2.90 (1.26-6.67)	.01			3.13 (1.36-7.18)	.01
Neurogranin								
2 vs 1			0.82 (0.45-1.47)	.50			0.82 (0.45-1.48)	.51
3 vs 1	641	95	0.79 (0.43-1.43)	.44	640	95	0.75 (0.41-1.37)	.35
4 vs 1			0.89 (0.50-1.59)	.70			0.88 (0.49-1.56)	.65
Total tau								
2 vs 1			1.08 (0.54-2.16)	.82			1.19 (0.59-2.38)	.63
3 vs 1	641	95	0.71 (0.35-1.44)	.34	640	95	0.77 (0.38-1.57)	.48
4 vs 1			1.13 (0.58-2.20)	.71			1.14 (0.59-2.21)	.70
P-tau								
2 vs 1			1.88 (0.87-4.10)	.11			1.96 (0.90-4.27)	.09
3 vs 1	641	95	1.56 (0.72-3.36)	.26	640	95	1.62 (0.75-3.50)	.22
4 vs 1			1.72 (0.81-3.68)	.16			1.67 (0.78-3.55)	.19
Aβ42								
2 vs 1			0.65 (0.37-1.13)	.13			0.74 (0.42-1.30)	.30
3 vs 1	641	95	0.41 (0.23-0.75)	.003	640	95	0.48 (0.26-0.88)	.01
4 vs 1			0.47 (0.27-0.81)	.01			0.58 (0.33-1.02)	.06

Abbreviations: Aβ42, amyloid-β; APOE, apolipoprotein E; CSF, cerebrospinal fluid; HR, hazard ratio; NfL, neurofilament light; P-tau, phosphorylated tau.

[a] Model 1 with age as time scale and adjusted for sex, education, and the Charlson Comorbidity index.

[b] Model 2 with age as time scale and adjusted for the variables in model 1 and APOE genotype.

图 5 脑脊液测量的四分位结果与轻度认知障碍的风险

（图片来源：Kern S，Syrjanen JA，Blennow K，et al. Association of cerebrospinal fluid neurofilament light protein with risk of mild cognitive impairment among individuals without cognitive impairment. JAMA Neurol，2019，76：187-193.）

为了研究 CSF 中 NfL 与 T-tau 这两种机制不同的蛋白联合用于诊断是否较单一使用更具优势，按照每位受试者 CSF 中 NfL 与 T-tau 水平是否达到最大四分位数重新分为四组：NfL 达到最高四分位数水平、T-tau 达到最高四分位数水平、NfL 和 T-tau 均达到最高四分位数水平、NfL 和 T-tau 均未达到最高四分位数水平。由图 6 可见，对于预测 MCI 发生风险的能力，均处于高水平的 CSF 中 NfL 和 T-tau 的预测能力（HR 2.29，95% CI 1.28～4.09）与只有 NfL 高水平的能力（HR 2.24，95% CI 1.31～3.83）相似。仅有 T-tau 高水平并不具备预测能力。结果提示 CSF 中 NfL 具有较高预测 MCI 发生风险的能力。

对于 MCI 发生风险的预测，CSF 中 Aβ42 与 NfL、Ng、T-tau 和 P-tau 并不存在相互作用，表明 CSF 中 NfL 与 MCI 发生风险的关联是独立于 Aβ42。

对于风险比例模型，当仅考虑性别、受教育水平、APOE 和 Charlson 共病指数时，其统计值为 0.65，CSF 中 T-tau 的加入使统计值降为 0.64，而加入 CSF 中 NfL 之后，其统计值增加为 0.69，使该模型具有统计学意义。

综上所述，本研究表明 CSF 中 NfL 是早期神经退行性变有价值的生物标志物，但其对 AD 病理的特异性较差，提示 NfL 可能是 ATN 分类中 N+ 首选的生物标志物之一。

Quartiles of Log CSF	Model 1 (n = 632)[a]			Model 2 (n = 631)[b]		
	Events	HR (95% CI)	P Value	Events	HR (95% CI)	P Value
Neither T-tau nor NfL in the top quartile		1 [Reference]	NA		1 [Reference]	NA
T-tau in the top quartile	94	1.28 (0.68-2.41)	.44	94	1.23 (0.65-2.31)	.53
NfL in the top quartile		2.24 (1.31-3.83)	.003		2.29 (1.34-3.94)	.003
NfL and T-tau in the top quartile		2.29 (1.28-4.09)	.01		2.12 (1.18-3.81)	.01

Abbreviations: APOE, apolipoprotein E; CSF, cerebrospinal fluid; HR, hazard ratio; NA, not applicable; NfL, neurofilament light; T-tau, total tau.

[a] Model 1 with age as time scale and adjusted for sex, education, and the Charlson Comorbidity index.

[b] Model 2 with age as time scale and adjusted for the variables in model 1 and APOE genotype.

图 6 结合脑脊液 NfL 和 T-tau 预测轻度认知障碍的风险

（图片来源：Kern S，Syrjanen J A，Blennow K，et al. Association of cerebrospinal fluid neurofilament light protein with risk of mild cognitive impairment among individuals without cognitive impairment. JAMA Neurol，2019，76：187-193.）

参考文献

Kern S，Syrjanen JA，Blennow K，et al. Association of cerebrospinal fluid neurofilament light protein with risk of mild cognitive impairment among individuals without cognitive impairment. JAMA Neurol，2019，76：187-193.

（张伟娇　整理）

29. 血清神经丝轻链蛋白可能是早期阿尔茨海默病可行的标志物

（1）研究内容

本研究纳入 18 例症状性 FAD 患者（PS1 或 APP 基因突变）及 30 例无症状人群，后者包括 19 例携带上述两种基因突变的症状前人群及 11 例未携带任何突变的健康人群，采用临床痴呆评定量表（clinical dementia rating，CDR）等神经心理学量表评价认知功能，检测血清 NfL 的水平，在基线和随访期进行 MRI 扫描，评估脑容积、脑室容积、海马体积及上述 3 项指标随访期较基线的变化率。

（2）研究结果

本研究提出"预测发病年限"（estimated years from symptom onset，EYO）的概念，EYO= 突变携带者父母最初出现认知症状的年龄 − 携带突变者当前的年龄。结果显示 EYO 在无症状突变携带者中为负值，在症状携带者中为正值（图 7）。

对年龄和性别进行校正后，有症状的基因突变携带者血清 NfL 的水平明显高于症状前基因突变携带者；症状前基因突变携带者血清 NfL 的水平明显高于非携带者（图 8）。

	Noncarriers	Presymptomatic carriers	Symptomatic carriers
n	11	19	18
Age, y, mean (SD)	38.9 (9.5)	36.0 (5.7)	46.6 (9.3)
Sex, M/F	3/8	10/9	13/5
EYO, y	—	−9.6 (5.5)	+3.4 (3.3)
MMSE/30	30.0 (30.0–30.0)	29.0 (29.0–30.0)	20.0 (19.0–27.0) (n = 17)
Global CDR	0 (0–0)	0 (0–0)	0.5 (0.5–1.0) (n = 16)
CDR SOB	0 (0–0)	0 (0–0)	3.75 (2–4.75) (n = 16)
NART predicted IQ	101.0 (7.1) (n = 10)	97.3 (11.9)	98.8 (13.9) (n = 13)
WASI IQ	110.1 (10.2) (n = 10)	98.7 (10.4)	85.7 (20.0) (n = 13)
Estimated change in IQ	9.1 (8.0) (n = 10)	1.4 (2)	−13.2 (14.2) (n = 13)
Combined RMT average/50	46.5 (45.5–47.5) (n = 10)	44.5 (41.5–47.0)	38.0 (32.0–41.0) (n = 13)
Baseline brain volume (corrected for TIV), mL	1,230 (56) (n = 9)	1,220 (67) (n = 17)	1,110 (59) (n = 13)
Rate of whole brain atrophy, %/y	0.1 (0.4) (n = 8)	0.1 (0.7) (n = 13)	1.3 (1.6) (n = 9)
Baseline ventricular volume (corrected for TIV), mL	10.5 (5) (n = 9)	13.2 (7.5) (n = 17)	24.3 (9.2) (n = 12)
Rate of change in ventricular volume, %/y	0.6 (6.5) (n = 8)	1.3 (5.6) (n = 13)	16.4 (10.5) (n = 9)
Baseline hippocampal volume (corrected for TIV), mL	2.8 (0.3) (n = 8)	3.0 (0.2) (n = 17)	2.5 (0.3) (n = 12)
Rate of hippocampal atrophy, %/y	(0.1) 1.0 (n = 8)	0.6 (1.5) (n = 13)	3.9 (2.5) (n = 8)
Serum NfL, pg/mL	12.7 (7.2)	16.7 (7.7)	46.0 (20.8)

Abbreviations: CDR = Clinical Dementia Rating Scale; EYO = estimated years from onset; MMSE = Mini-Mental State Examination; NART = National Adult Reading Test; RMT = Recognition Memory Test; SOB = sum of boxes; TIV = total intracranial volume; WASI = Wechsler Abbreviated Scale of Intelligence. Estimated change in IQ was calculated by subtracting the current IQ (measured by the WASI) from the predicted premorbid IQ (measured by the NART). All values are group means (with SD), except for constrained variables (MMSE, global CDR, CDR SOB, and combined RMT), which are shown as median (interquartile range). Measures are uncorrected for any covariables. For variables with missing data points, the number of observations is shown after the group average value (e.g., n = x).

图 7　受试者人口学信息、认知测试评分和血清 NfL 浓度

图片来源：Weston P，Poole T，Ryan N S，et al. Serum neurofilament light in familial Alzheimer disease：A marker of early neurodegeneration. Neurology，2017，89（21）：2167-2175.

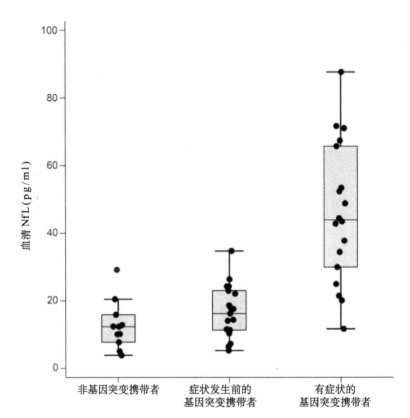

未校正的血清 NfL 浓度，基因突变携带者分为有症状组和症状前组。

图 8 3 组血清 NfL 的箱线图（彩图见彩插 1）

（图片来源：Weston P，Poole T，Ryan N S，et al. Serum neurofilament light in familial Alzheimer disease：A marker of early neurodegeneration. Neurology，2017，89（21）：2167-2175.）

在所有基因突变携带者中，血清 NfL 的水平与 EYO 之间存在关联，处于疾病晚期的个体血清 NfL 的水平较高；症状前和症状组血清 NfL 的水平与 EYO 之间的关联具有显著差异，即症状组随着 EYO 的增高，血清 NfL 的水平上升的幅度明显高于症状前组（图 9）。

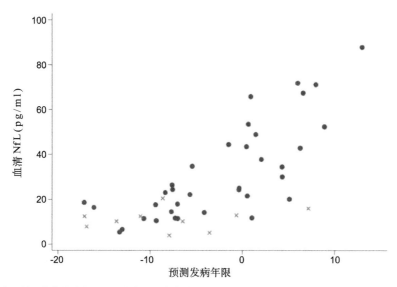

圆点表示基因突变携带者，十字代表基因突变非携带者。为了保证不可能识别任何一个无症状参与者（基于他们的 EYO）和决定他们的基因突变状况，2 个偏离的参与者被排除，其余的参与者有 ±2 年的偏差。

图 9 NfL 相对于 EYO 的散点图（彩图见彩插 2）

（图片来源：Weston P，Poole T，Ryan N S，et al. Serum neurofilament light in familial Alzheimer disease：A marker of early neurodegeneration. Neurology，2017，89（21）：2167-2175.）

血清 NfL 的水平与认知评分及 MRI 相关指标的关系：①血清 NfL 的水平与识别记忆评分相关的证据较弱，与其他认知评分具有明显的相关性。②血清 NfL 的水平与基线时神经影像学指标之间存在明显的相关性，与校正的脑（包括海马）体积和脑室体积、脑萎缩率及脑室扩大率之间存在明显的相关性，但与海马萎缩率无相关性（图 10）。

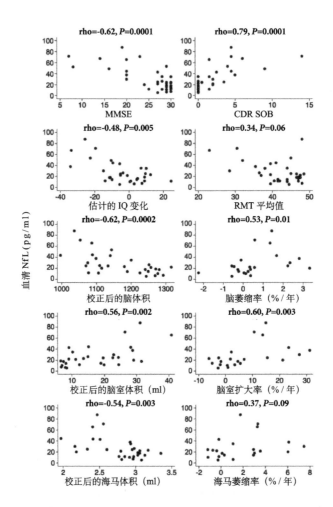

CDR SOB：临床痴呆评价量表总分；MMSE：简易精神状态检查；RMT：再认记忆测验。

图 10 所有基因突变携带者血清 NfL 相对于认知和影像的散点

(图片来源：Weston P，Poole T，Ryan N S，et al. Serum neurofilament light in familial Alzheimer disease：A marker of early neurodegeneration. Neurology，2017，89（21）：2167-2175.)

血清 NfL 的水平和 EYO 之间存在明显的相关性，但在同一个体的 6 种神经影像指标中，每一项与 EYO 均无明显相关性（图 11）。

Correlation between EYO and:	Spearman ρ	p Value
Serum NfL	0.73	0.005
MMSE	0.09	0.8
CDR SOB	0.51	0.07
Estimated change in IQ	−0.23	0.5
Average RMT	0.52	0.07
Baseline brain volume (corrected for TIV), mL	−0.43	0.1
Rate of whole brain atrophy, %/y	0.09	0.8
Baseline ventricular volume, (corrected for TIV), mL	0.36	0.2
Rate of change in ventricular volume, %/ y	0.52	0.07
Baseline hippocampal volume (corrected for TIV), mL	−0.07	0.8
Rate of hippocampal atrophy, %/y	0.18	0.6

Abbreviations: CDR SOB = Clinical Dementia Rating Scale sum of boxes; MMSE = Mini-Mental State Examination; NfL = neurofilament light; RMT = Recognition Memory Test; TIV = total intracranial volume.

Estimated change in IQ was calculated by subtracting the current IQ (measured by the Wechsler Abbreviated Scale of Intelligence) from the predicted premorbid IQ (measured by the National Adult Reading Test). Spearman correlation coefficients for serum NfL, cognitive test scores, and imaging measures against EYO, in presymptomatic participants only. To allow for direct comparisons between the different measures, only the 13 presymptomatic mutation carriers for whom serum NfL and serial imaging measures were available are included.

图 11 生物标志物和 EYO 在症状前的相关性

（图片来源：Weston P，Poole T，Ryan N S，et al. Serum neurofilament light in familial Alzheimer disease：A marker of early neurodegeneration. Neurology，2017，89（21）：2167-2175.）

（3）研究讨论

症状前基因突变携带者血清 NfL 的水平增加，距离预测发病时间平均 9 年。血清 NfL 的水平与所有基因突变携带者，包括有症状和症状前人群的 EYO 均明显相关，血清 NfL 可能先于疾病有症状出现而升高，并可能与症状出现的预测时间有关。

血清 NfL 的水平与 AD 相关神经变性的 MRI 测量结果之间

也存在相关性，无论是横断面还是随访研究，表明血清 NfL 的水平可能与疾病严重程度或进展速度有关。

与记忆评分相比，血清 NfL 的水平与总体认知改变具有更强的关联性，可能与 NfL 在大脑中作为轴突稳定性的重要组成部分所具有的生理学作用有关；血清 NfL 的水平升高可能反映了微小神经网络结构的广泛分裂，而不是反映局部脑区，如海马（或灰质）的萎缩。

参考文献

Weston P，Poole T，Ryan N S，et al. Serum neurofilament light in familial Alzheimer disease：A marker of early neurodegeneration. Neurology，2017，89（21）：2167-2175.

（冯　皓　整理）

特殊感觉异常与阿尔茨海默病的关系

30. 嗅觉障碍与阿尔茨海默病有关

近年来，研究发现嗅觉障碍是 AD 患者的早期症状，可能作为 AD 早期诊断的证据之一，并能预测 MCI 向 AD 痴呆转化。

（1）嗅觉系统的组成

嗅觉系统主要由嗅细胞、嗅神经、嗅球、嗅束及嗅皮质组成，嗅觉中枢分为初级中枢和次级中枢。

1）嗅觉初级中枢：嗅觉系统自感受器到嗅皮质由两级神经元组成，1 级神经元为嗅细胞，为具有嗅毛的双极神经元，顶部树突末端膨大为嗅泡，感受嗅觉；基部的轴突集合成嗅神经，穿过筛板到达颅前窝，终止于嗅球的 2 级神经元。嗅球灰质的僧帽细胞和刷状细胞的轴突组成嗅束，沿嗅沟走行，经外侧嗅纹终止于颞叶的钩回、杏仁核及梨状区皮质（包括海马旁回前部、海马旁回沟及其附近的皮质）。一部分纤维经内侧嗅纹及中间嗅纹分别终止于胼胝体下回及前穿质，与嗅觉的反射联络有关。

2）嗅觉次级中枢：嗅觉初级中枢发出丰富的纤维投射至海马旁回内嗅区，为嗅觉次级中枢，其不仅接受来自嗅球、额叶皮层和杏仁核的神经纤维，还发出纤维投射至海马和眶额皮质，因此，海马旁回内嗅区皮质不仅是嗅觉次级中枢，而且也是联络海马和大脑皮质的重要部位。

（2）嗅觉障碍的类型

1）嗅觉察觉障碍：嗅觉察觉阈值是人体能感知最低嗅素的浓度，反映嗅觉的感知能力，其阈值升高反映嗅觉察觉障碍。

2）嗅觉辨别障碍：嗅觉辨别能力是指区别两种气味的能力，即可以指出两种气味相似或不同。嗅觉辨别障碍包括嗅觉辨别能力下降或丧失。

3）嗅觉鉴别障碍：嗅觉鉴别能力是指能够准确鉴定出某种嗅素的能力。嗅觉鉴别障碍包括嗅觉鉴别能力下降或丧失。

4）嗅觉记忆障碍：嗅觉记忆力是指闻到某种嗅素的气味后间隔一段时间再辨认出闻过嗅素气味的能力。嗅觉记忆障碍包括嗅觉记忆力下降或丧失。

（3）嗅觉的评价方法

1）评价嗅觉功能：通过受试者对气味刺激的回答来判断其嗅觉功能状态。

①宾夕法尼亚大学嗅觉鉴别试验（university of Pennsylvania smell identification test，UPSIT）：UPSIT 检查嗅觉的鉴别

能力。将含有不同气味的物质分装于 40 粒胶囊中，检查时划破胶囊，受试者闻后从 4 个选项中选择代表该气味的物质。

根据结果进行评分，满分为 40 分，35 ~ 40 分为嗅觉正常；31 ~ 34 分为轻度嗅觉障碍；26 ~ 30 分为中度嗅觉障碍；19 ~ 25 分为重度嗅觉障碍。

② Sniffin' sticks 嗅觉测试（sniffin' sticks test，SST）：SST 检测嗅觉阈值、嗅觉辨别能力和嗅觉鉴别能力。将嗅素装在像钢笔一样的带盖小棒中，测试时打开笔帽，将笔尖放到单侧鼻孔下 2cm 处进行检测。方法如下：

嗅觉阈值：由 48 支嗅棒组成，每 3 支为 1 组，共 16 组；每组含 2 支空白对照，1 支为正丁醇溶液；最高分为 16 分（最低浓度也能嗅出）。

嗅觉辨别：由 48 支嗅棒组成，每 3 支为 1 组，共 16 组；其中 2 支含相同的嗅素溶液，1 支含其他嗅素溶液；所有组均能辨别为 16 分。

嗅觉鉴别：由 16 支嗅棒组成，闻完每支嗅棒后从 4 个选项中选择正确的 1 项；全部正确为 16 分。

以上 SST 三项测试分数相加即为总分，若年龄在 36 ~ 55 岁，男性的总分 ≤ 24 分、女性的总分 ≤ 28 分即可判定为嗅觉障碍。若年龄 ≥ 55 岁，不论男性和女性，总分 ≤ 19 分即可判定为嗅觉障碍。

2）嗅觉事件相关电位

受试者接受气味刺激后记录到的相关电生理变化，最具代表性的检测是嗅觉事件相关电位，由气味剂刺激嗅黏膜，应用计算机叠加技术在头皮特定部位记录到特异的脑电位，其反映的是嗅觉信号产生、传导及整合的电生理过程。嗅觉事件相关电位是一项客观、敏感的电生理检查，可对嗅觉进行定性及定量分析，从而精确地记录嗅觉的细微变化。

3）神经影像学

嗅觉系统的神经影像学检查包括结构和功能成像，为嗅觉功能的变化提供客观依据。

① MRI：采用 MRI 进行研究发现，AD 患者嗅球的体积明显小于对照组，且与嗅觉功能明显相关；AD 患者嗅沟的深度与对照组没有差别，与嗅觉功能无关。AD 患者的认知损伤与嗅觉功能下降相关，嗅觉丧失可能发生在疾病的较早阶段，可能是AD 客观的早期诊断标志之一。

② fMRI：一项研究同时采用结构 MRI 和 fMRI 分别对初级嗅觉皮层、海马的体积和功能进行评价，结果表明初级嗅觉皮层活性下降与其结构萎缩相关，在 MCI 阶段即发现初级嗅觉皮层功能下降早于嗅觉皮层体积的缩小，且前者较后者更敏感，fMRI可能为 AD 的早期诊断提供敏感的评价指标。

（4）AD 嗅觉障碍的临床特征

AD 患者的嗅觉障碍主要表现为嗅觉察觉障碍和鉴别障碍，

一项 Meta 分析发现 AD 患者的嗅觉鉴别障碍比察觉障碍更明显。嗅觉察觉能力是嗅觉感受器对气味刺激的感知，是一个低级的感知过程，不需要高级认知功能的参与，而嗅觉鉴别能力不仅与嗅觉感知有关，还与高级的认知功能有关，执行功能和语义记忆均参与嗅觉鉴别过程，因此，嗅觉鉴别能力较觉察能力的下降更能反映 AD 患者疾病的进程及认知功能的衰退。

采用 SST 对 AD 痴呆、AD 源性 MCI 和正常对照组进行嗅觉检测，发现 AD 痴呆组男性患者的嗅觉障碍明显重于女性患者，而 AD 源性 MCI 和正常对照组的嗅觉障碍无性别差异，推测其可能与男性患者在识别气味时左侧眶额皮层的活性较女性更差有关，且女性的雌激素对其认知功能可能具有保护作用。

APOEε4 基因是散发性 AD 最常见的风险基因，超过 50% 的 AD 患者携带此基因。研究发现，有嗅觉障碍的 *APOEε4* 基因携带者患 AD 的风险比没有嗅觉障碍的 *APOEε4* 基因携带者增加约 5 倍。研究还发现，嗅觉障碍和 *APOEε4* 基因之间存在相互作用，嗅觉检测预测 AD 的准确性受 *APOEε4* 基因的影响，*APOEε4* 基因增加了嗅觉检测对 AD 诊断的敏感性。然而，也有研究发现，嗅觉障碍和 *APOEε4* 基因无显著的相关性。因此，嗅觉障碍和 *APOEε4* 基因的关联尚需深入研究。

（5）AD 嗅觉障碍的神经病理机制

1）Aβ：AD 嗅觉障碍的发生与 Aβ 在嗅觉系统的沉积有关。在 Tg2576 转基因小鼠中，研究发现早期嗅觉障碍与 Aβ 在嗅球沉积高度相关。在 APP/PS1 转基因小鼠中，研究观察到 Aβ 在嗅觉通路的沉积随着时间发生如下变化：1～2 月龄时 Aβ 即沉积在嗅上皮，3～4 月龄时蔓延到嗅球，6～7 月龄时扩散至前嗅核、梨状皮质、内嗅皮质和海马，9～10 月龄时沉积在中央皮质，表明 Aβ 早期即可沉积在嗅觉通路中，并随着时间的延长逐渐向中枢蔓延，导致嗅觉障碍和认知功能衰退。上述研究均表明，AD 嗅觉障碍与 Aβ 在嗅觉通路及其相关脑区的沉积有关。研究发现 AD 源性 MCI 和 AD 痴呆患者的嗅黏膜上皮细胞和实质中均表达 Aβ，表明嗅觉系统在 AD 早期即出现相关的神经病理变化，嗅觉减退可能与 APP 代谢异常导致 Aβ 增加有关。一项尸检研究发现，79 例患者的嗅上皮存在大量的 Aβ，且与其在脑部沉积相关。AD 患者的嗅觉察觉、辨别及鉴别障碍等早期即可出现，且可能与 Aβ 在嗅球中沉积有关。

2）tau：AD 嗅觉障碍的发生与过度磷酸化的 tau 在嗅觉系统沉积有关。在 Braak Ⅱ期，1/3 的 AD 患者的嗅球与嗅束中即有 tau 的沉积，提示嗅球和嗅束受累可能是 AD 患者神经变性过程的早期事件。一项尸检研究纳入 AD 痴呆患者重度 19 例、中度 14 例、散发 AD 痴呆患者 58 例及正常对照者 19 例，对其颞叶（包括内嗅皮质和海马）、额叶、顶叶、嗅球及嗅束等部位的 NFT 和神经纤维丝进行半定量分析，结果发现大脑皮质的 AD 病理改变越明显，嗅觉系统的 NFT 和神经纤维丝的密度就越高。采用 MRI 测量 125 例健康受试者的嗅球体积，采用 SST 法检测嗅觉阈值、辨别和鉴别能力，结果发现嗅球体积缩小与嗅觉功能下降相关。综上所述，在 AD 早期，tau 即沉积于嗅球和嗅束，导致神经元变性和死亡，进而造成嗅球和嗅束的结构发生变化，引起嗅觉障碍。

（6）AD 嗅觉障碍的神经生化机制

1）Ach：Meynert 基底核位于基底前脑，主要由胆碱能神经元组成，其发出的纤维投射至大脑皮层广泛区域及嗅球等部位。内嗅皮质和嗅球内含有大量的 Ach，表明 Ach 对嗅觉功能发挥关键性作用。AD 患者 Meynert 基底核及斜角带核的胆碱能神经元严重丢失，使其投射至嗅球的纤维减少，造成 Ach 水平降低，进而导致嗅觉障碍。研究发现，胆碱酯酶抑制剂如多奈哌齐在改善认知障碍的同时也可提高嗅觉功能。因此，Ach 减少与 AD 嗅觉障碍密切相关。胆碱能神经元容易受 Aβ 的影响。在体外细胞研究中，Aβ 减少 Ach 的合成、释放及再摄取，因此，Aβ 对胆碱能神经元的破坏导致 Ach 水平下降，可能是 AD 嗅觉障碍发生的原因之一。

2）NE：NE 能神经元主要分布在蓝斑，此区有大量的神经纤维投射至嗅球及嗅觉相关脑区。研究发现，AD 患者蓝斑 NE 能神经元丢失，然而，AD 患者 CSF 中 NE 水平变化尚无一致结论，因此，NE 与 AD 嗅觉障碍之间的关系仍需深入研究。

3）其他神经递质：研究发现，AD 患者 CSF 中其他神经递质，如 5-HT 及多巴胺（dopamine，DA）的水平下降，但其与嗅觉障碍的关系尚不明确。

（7）嗅觉障碍作为 AD 生物标志物的潜能

1）早期诊断 AD：采用嗅觉检测法可从正常老年人群中筛查出 AD 患者，灵敏性和特异性均较高。采用嗅觉检测联合海马体积测量对 AD 早期诊断的敏感性高达 92.3%，且嗅觉检测比海马体积测量具有更高的诊断 AD 的特异性（分别为 75% 和 60%）。日本一项研究证实了嗅觉筛查试验对 AD 诊断的有效性，其发现 AD 患者 ADAS-cog 评分越高，嗅觉功能越差；进一步 logistic 回归分析提示嗅觉减退是 AD 重要的危险因素。因此，嗅觉检测可以作为 AD 早期诊断敏感而特异的指标之一。

2）预测 AD 的进展：AD 患者的嗅觉障碍主要表现为嗅觉鉴别障碍，其可早于认知功能损伤而出现，嗅觉鉴别障碍并非 AD 特异性临床表现，然而，研究发现其可作为预测认知功能下降的标志物之一。已有研究证实，嗅觉鉴别障碍不仅可以预测貌似健康人群的认知功能下降，还可早期预测 AD 源性 MCI 进展为 AD 痴呆的可能性，作为 AD 进展的标志物之一。例如，采用嗅觉鉴别试验对 57 例轻中度 AD 患者研究嗅觉鉴别能力与认知功能下降及其进展的关系，结果发现，嗅觉鉴别障碍可作为 AD 进展的预测因子，提示疾病的严重程度，可见认知障碍的进展与嗅觉障碍密切相关。因此，嗅觉障碍可能作为 AD 进展的标志物。

参考文献

1. Yu Q，Guo P，Li D，et al. Olfactory dysfunction and its relationship with clinical symptoms of Alzheimer disease. Aging Dis，2018，9(6)：1084-1095.

2. Maren de Moraes e Silva，Pilar Bueno Siqueira Mercer，Maria Carolina Zavagna Witt，et al. Olfactory dysfunction in Alzheimer's disease systematic review and meta-analysis. Dement Neuropsychol，2018，12(2)：123-132.

3. Kotecha A M，Corrêa A D C，Fisher K M，et al. Olfactory dysfunction as a global biomarker for sniffing out Alzheimer's disease：a meta-analysis. Biosensors (Basel)，2018，8（2）：pii：E41.

4. 李楠，徐心. 嗅觉障碍及其临床检测方法. 中华临床医师杂志（电子版），2013，7（21）：9759-9761.

5. Devanand D P. Olfactory identification deficits，cognitive decline，and dementia in older adults. Am J Geriatr Psychiatry，2016，24（12）：1151-1157.

6. Morgan C D，Murphy C. Individuals at risk for Alzheimer's disease show differential patterns of ERP brain activation during odor identification. Behavioral and brain functions：BBF，2012，8：37.

7. Wang J，Eslinger P J，Doty R L，et al. Olfactory deficit detected by fMRI in early Alzheimer's disease. Brain Research，2010，1357：184-194.

8. Vasavada M M，Wang J，Eslinger P J，et al. Olfactory cortex degeneration in Alzheimer's disease and mild cognitive impairment. Journal of Alzheimer's disease：JAD，2015，45（3）：947-958.

9. Rahayel S, Frasnelli J, Joubert S. The effect of Alzheimer's disease and Parkinson's disease on olfaction: a meta-analysis. Behavioural brain research, 2012, 231 (1): 60-74.

10. Hedner M, Larsson M, Arnold N, et al. Cognitive factors in odor detection, odor discrimination, and odor identification tasks. Journal of clinical and experimental neuropsychology, 2010, 32 (10): 1062-1067.

11. Seligman S C, Kamath V, Giovannetti T, et al. Olfaction and apathy in Alzheimer's disease, mild cognitive impairment, and healthy older adults. Aging & mental health, 2013, 17 (5): 564-570.

12. Michaelson D M. APOE epsilon4: the most prevalent yet understudied risk factor for Alzheimer's disease. Alzheimer's & dementia: the journal of the Alzheimer's association, 2014, 10 (6): 861-868.

13. Devanand D P. Olfactory identification deficits, cognitive decline, and dementia in older adults. Am J Geriatr Psychiatry, 2016, 24 (12): 1151-1157.

14. Arnold S E, Lee E B, Moberg P J, et al. Olfactory epithelium amyloid-beta and paired helical filament-tau pathology in Alzheimer disease. Annals of neurology, 2010, 67 (4): 462-469.

15. Ayala-Grosso C A, Pieruzzini R, Diaz-Solano D, et al. Amyloid-abeta Peptide in olfactory mucosa and mesenchymal stromal cells of mild cognitive impairment and Alzheimer's disease patients. Brain pathology (Zurich, Switzerland), 2015, 25 (2): 136-145.

16. Wu N, Rao X, Gao Y, et al. Amyloid-beta deposition and olfactory dysfunction

in an Alzheimer's disease model. Journal of Alzheimer's disease：JAD，2013，37（4）：699-712.

17. Marigliano V，Gualdi G，Servello A，et al. Olfactory deficit and hippocampal volume loss for early diagnosis of Alzheimer disease：a pilot study. Alzheimer disease and associated disorders，2014，28（2）：194-197.

18. Jimbo D，Inoue M，Taniguchi M，et al. Specific feature of olfactory dysfunction with Alzheimer's disease inspected by the Odor Stick Identification Test. Psychogeriatrics：the official journal of the Japanese Psychogeriatric Society，2011，11（4）：196-204.

19. Lafaille-Magnan M E，Poirier J，Etienne P，et al. Odor identification as a biomarker of preclinical AD in older adults at risk. Neurology，2017，89（4）：327-335.

20. Ward A M，Calamia M，Thiemann E，et al. Association between olfaction and higher cortical functions in Alzheimer's disease，mild cognitive impairment，and healthy older adults. J Clin Exp Neuropsychol，2017，9（7）：646-658.

21. Conti M Z，Vicini-Chilovi B，Riva M，et al. Odor identification deficitpredicts clinical conversion from mild cognitive impairment to dementia due to Alzheimer's disease. Archives of clinical neuropsychology：the official journal of the National Academy of Neuropsychologists，2013，28（5）：391-399.

22. Devanand D P，Lee S，Manly J，et al. Olfactorydeficits predict cognitive decline and Alzheimer dementia in an urban community. Neurology，2015，84（2）：182-189.

23. Velayudhan L，Pritchard M，Powell J F，et al. Smell identification function as a

severity and progression marker in Alzheimer's disease. International psychogeriatrics / IPA,

2013, 25 (7)：1157-1166.

（余秋瑾　整理）

31. 视觉障碍也与阿尔茨海默病有关

AD 除了大脑皮质发生退行性改变外，皮质前的神经结构，包括视网膜神经节细胞和视神经轴突的数量也明显减少，因此，AD 患者可出现视觉障碍。

（1）AD 视觉障碍的流行病学

20 世纪 70 年代初，研究发现 AD 患者存在视觉异常；后来，越来越多的研究证实 AD 患者存在视觉障碍，但其患病率在国内外尚无明确报道。

（2）AD 视觉障碍的临床特点

最初认为 AD 患者的视觉异常是严格的皮质起源，但后来的研究表明，视觉系统所有部分包括视神经和视网膜都可能受到 AD 病理的影响。视网膜是我们观察脑内变化和研究 AD 的窗口。AD 伴发视觉障碍的临床表现包括视觉异常和视功能异常。

1）视力下降：美国一项纵向研究数据显示，AD 患者视力变化的发生率和认知障碍的发生率显著相关，认知测验评分与视力下降之间具有很强的关联。Uhlmann 等发现 87 例轻、中度 AD 患者视力下降的程度与 AD 的严重程度相关。

2）视野缺损：视路是指视觉信息从视网膜感受器到枕叶视觉中枢的传导通路，最后视网膜上部和下部的神经纤维分别投射至初级视皮质上部的楔回和下部的舌回，视路的病变导致视野缺损。既往 AD 患者脑部组织病理学研究发现，楔回的 NP 及 NFT 的密度大于舌回，因此，AD 患者的视野缺损通常首先表现为下部视野缺损。此外，对视网膜神经纤维层的研究表明，AD 患者的视野缺损也可能与视网膜的神经退变有关。

3）辨色能力减退：辨色通路从视网膜细胞开始，通过外侧膝状体细小的细胞层到达颞下皮质，因此，视网膜细胞受损可导致辨色能力减退。辨色能力降低可能并不是纯粹的认知障碍问题，可能与相关负责感觉和（或）感知颜色刺激的脑区受损有关。辨色能力是一个可视化的功能，其对认知功能的依赖很小，因而是判断 AD 患者的视觉结构是否受损的较好指标。研究发现，轻中度 AD 患者的辨色能力减退，部分与其认知障碍的严重程度有关。进一步研究发现，AD 患者辨色测验的错误总分、蓝—黄色系及红—绿色系测验的错误评分均显著增高，表明 AD 患者辨色能力明显下降，认知功能越重，辨色能力越差。

4）对比敏感度下降：空间频率是指单位长度的空间内所含物体的数量，而对比敏感度（contrast sensitivity，CS）是测定视觉系统辨认不同大小物体的空间频率时所需物体表面的黑白反差，它是评价视觉系统对不同大小物体的分辨能力，是一种视觉功能的定量检查方法。研究发现，AD 患者左眼假阳性、假阴性错误率明显增多，AD 组测验持续时间、平均偏离及易变率等指标明显受损，MCI 组仅部分指标受损，随着病情加重，CS 受损更明显。双眼 4 个象限、110 个区域中的 93 个区域 CS 的阈值明显上升，MMSE 量表评分与双眼右上象限 CS 阈值显著相关，其中记忆评分与 CS 测验持续时间及平均偏离显著相关。

5）视觉失认：视觉中枢受损导致视觉失认，包括：①物体失认，不能认识清楚地看到物品；②相貌失认，不认识熟悉的人的相貌；③色彩失认，不能识别、区别颜色；④视空间失认，不能识别物体的空间位置和物体之间的空间关系；⑤同时性失认，能认识事物的局部但不能认识其全貌。

6）暗适应下降：视觉功能研究中描述了暗适应，Rizzo 等观察到 10 例 AD 患者中有 7 例的暗适应表现略低于对照者。

7）瞳孔光反应变化：瞳孔光反应由胆碱能和肾上腺素能神经元支配，并受到中枢神经系统和自主神经系统的直接或间接影响。由于 AD 时胆碱能神经元受损，因而瞳孔光反应可能受到影响。以瞳孔光反应试验作为早期 AD 临床诊断的敏感和特异性仍需深入研究。

（3）AD 视觉障碍的发生机制

1）神经病理变化：研究显示，AD 患者眼中 Aβ42 水平增加，视网膜 NP 与脑内 NP 具有相似的形态。

AD 神经病理改变除了出现在眼部，还广泛存在于皮层及皮层下视觉相关的脑区。例如，中脑上丘与眼球运动的选择和始动有关，并调节视空间性注意力和其他多种感觉运动相关的任务，NP 和 NFT 出现在中脑上丘，与 AD 患者的眼球运动障碍有关。丘脑枕核对眼球运动，特别是眼球的快速扫视发挥重要作用，NP 出现在 AD 患者的丘脑枕核，与眼球运动障碍有关。膝状体是视网膜神经节细胞与高级皮层之间重要的整合中枢，NP 和 NFT 可出现在膝状体，与 AD 患者的视觉加工缺陷有关。视觉皮层出现 NP 和 NFT 相对较多，其中的视空间变异型 AD 可在后皮层出现 NP 和 NFT，除了导致眼球固定、快速扫视和跟踪障碍外，还表现为视觉失认和忽略，这种类型的 AD 在疾病的早期即在初级和次级视觉皮层出现 AD 神经病理改变及顶叶、枕叶萎缩。

2）tau：Schön 等提供了 AD 患者视网膜切片中存在 P-tau 的第一个证据，特别是在最内层，同时发现 P-tau 在视神经节细胞、内丛状层、内核层、外丛状层及外核层均有表达。不仅如此，在 AD 小鼠模型中，研究人员除了发现 tau 在视网膜沉积导致神经元功能下降外，更重要的是，这样的过程在脑内出现 AD 神经病理之前就已经存在。

3）神经免疫炎症：在 AD 患者中，脑内过多沉积可通过氧化应激、神经免疫炎症等机制产生神经毒性作用，导致神经元功能减退。Aβ 过多沉积可激活脑内的小胶质细胞，起初小胶质细胞通过吞噬作用减少 Aβ 的沉积；然而，随着小胶质细胞激活的增强，产生大量的自由基和神经免疫炎症因子，导致神经元不断受损。因此，大量研究结果表明，小胶质细胞激活是 AD 等神经变性疾病进行性发展的驱动力。

4）朊蛋白（prion protein，PrP）：有研究报道 PrP 是 Aβ 的主要受体之一，细胞型 PrP（cellular PrP，PrPc）通过和 Aβ 相互作用介导神经毒性。Lauren 等经体外实验证实，缺乏 PrP 的 Aβ 不能诱发损伤。近年研究发现，PrP 介导 Aβ 损伤突触，细胞内的突触蛋白会随着外源性 PrP 的增加而减少，这与 PrP 感染后引起细胞膜瓦解、突触退变和跨膜运输效率降低及细胞凋亡密切相关。研究也证实小鼠视网膜上 PrPc 的表达与年龄增长呈正相关，具有神经保护作用，而当 PrPc 增多超过某一界值时，PrPc 则产生毒性作用。

（4）视觉功能的评价手段

1）光学相干体层扫描（opptical coherence tomography，OCT）：OCT 是一种非接触、非侵入性实时断层成像技术，具有分辨率高、准确性好、成像迅速及可重复性强等优点，可用于测量视网膜神经纤维层（retinal nerve fiber layer，RNFL）的厚度。

在不同的研究观察到 AD 患者视网膜存在 NP 和 NFT 的同时，也发现视网膜神经节细胞减少、视网膜厚度变薄，甚至在早期 AD 患者尚无视觉障碍的临床症状时，视网膜神经纤维层已经变薄，表明视觉变化出现在 AD 过程的早期，因而可能具有潜在的诊断意义。RNFL 的厚度与 AD 的病程和严重程度呈现明显的负相关，提示其可能与疾病的进程有关。

一项研究评价 AD 患者的视觉功能，包括视力、辨色能力及对比敏感度，采用 OCT 评价结构变化，包括测量 RNFL 和黄斑厚度。结果显示，与对照组相比，AD 患者的对比敏感度明显变差，辨色能力明显受损；RNFL 在上 1/4 和下 1/2 视野明显变薄；对比敏感度是与结构变化相关性最强的视觉功能指标；辨色能力与黄斑体积明显相关；视力与黄斑和 RNFL 的厚度均明显相关。因此，AD 患者视觉功能异常与 OCT 评价的结构变化相关，其中黄斑可能是评价 AD 患者视觉功能损伤可靠的标志之一。

采用 OCT 研究发现，AD 患者平均 RNFL 厚度变薄。在早期 AD 痴呆患者，甚至 MCI 患者中即可观察到 RNFL 变薄，对 AD 的早期诊断具有潜在的价值。此外，研究还发现 AD 患者 RNFL 变薄与认知功能下降之间存在相关性，提示 RNFL 厚度也为监测 AD 进展提供一定依据。

RNFL 变薄机制可能涉及 NP 和 NFT 破坏视网膜细胞的正常功能，减少血管形成，皮层神经元的逆行性退变和神经免疫炎症。

2）视觉诱发电位（visual evoked potential，VEP）：VEP 代表视网膜接受刺激后经视觉通路传导至枕叶皮层而引起的电位变化。研究发现，早期 AD 患者 VEP 的波幅明显降低，主要表现为 P100 波峰延迟、峰值降低，反映了从视网膜到视觉皮质整个视觉通路的功能受损。

3）视网膜微血管检查：视网膜是中枢神经系统在外周的延伸，其与大脑在组织学、胚胎学及生理学上具有许多共性。不断发展的眼底影像技术已可清晰地显示视网膜微血管的状况。研究发现，视网膜血管的改变与 AD 存在关联。视网膜的血流改变包括血管形态及血流动力学异常，如管径变窄、小静脉弯曲度下降、血流速度减慢及侧支循环发生异常改变等，上述变化的严重程度与 AD 患者脑中 Aβ 负荷具有相关性。Berisha 等对 AD 患者采用激光多普勒进行评估，结果发现，AD 患者静脉直径变窄、血流速度减慢及血流量减少。

4）DTI：采用 DTI 可以显示脑白质纤维束的走行，有助于观察白质纤维束的空间方向性及完整性。常用的 DTI 量化指标包括表观弥散系数（apparent diffusion coefficient，ADC）、平均弥散率（mean diffusivity，MD）和各向异性分数（fractional anisotropy，FA）。MD 是 ADC 的平均值，消除了各向异性的影响，显示了水分子的扩散程度，但会受到细胞大小和细胞膜完整性的影响；FA 则是扩散张量的各向异性成分与整个扩散张量的比值。研究发现，AD 患者认知障碍与相关脑区神经纤维结构的异常有关，其中下额枕束在视空间处理及物体辨认等方面具有重要作用。下纵束受损引起视觉失认、面容失认及近期视觉记忆障碍。

参考文献

1. Criscuolo C，Cerri E，Fabiani C，et al. The retina as a window to early dysfunctions of Alzheimer's disease following studies with a 5xFAD mouse model. Neurobiol Aging，2018，67：181-188.

2. Pelak V S，Hills W. Vision in Alzheimer's disease：a focus on the anterior afferent pathway. Neurodegener Dis Manag，2018，8（1）：49-67.

3. Prince M，Wimo A，Guerchet M，et al. The global impact of dementia：an analysis of prevalence，incidence，cost and trends. World Alzheimer Report 2015, 2015.

4. Tzekov R，Mullan M. Vision function abnormalities in Alzheimer disease. Survey of Ophthalmology，2014，59（4）：414-433.

5. Valenti D A. Alzheimer's disease;screening biomarkers using frequency doubling technology visual field. Isrn Neurology，2013，2013：989583.

6. Risacher S L，Wudunn D，Pepin S M，et al. Visual contrast sensitivity in Alzheimer's disease，mild cognitive impairment，and older adults with cognitive complaints. Neurobiology of Aging，2013，34（4）：1133-1144.

7. La M C，Rosscisneros F N，Koronyo Y，et al. Melanopsin retinal ganglion cell loss in Alzheimer's disease. Annals of Neurology，2016，79（1）：90-109.

8. Albers M，Gilmore G C，Kaye J，et al. At the interface of sensory and motor dysfunctions and Alzheimer's disease. Alzheimers Dement，2015，11：70-98.

9. Molitor R J，Ko P C，Ally B A. Eye movements in Alzheimer's disease. J Alzheimers Dis，2015，44：1-12.

10. Chang L Y L, Lowe J, Ardiles A, et al. Alzheimer's disease in the human eye. Clinical tests that identify ocular and visual information processing deficit as biomarkers. Alzheimers Dement, 2014, 10: 251-261.

11. Shakespeare T J, Kaski D, Yong K X X, et al. Abnormalities of fixation, saccade and pursuit in posterior cortical atrophy. Brain, 2015, 138: 1976-1991.

12. Suarez-Gonzalez A, Henley S M, Walton J, et al. Posterior cortical atrophy: an atypical variant of alzheimer disease. Psychiatr Clin North Am, 2015, 38 (2): 211-220.

13. Coppola G, Di Renzo A, Ziccardi L, et al. Optical coherence tomography in Alzheimer's disease: a meta-analysis. PLoS One, 2015, 10: e0134750.

14. Bambo M P, Garcia-Martin E, Pinilla J, et al. Detection of retinal nerve fiber layer degeneration in patients with Alzheimer's disease using optical coherence tomography: searching new biomarkers. Acta Ophthalmol, 2014, 92: 581-582.

15. Garcia-Martin E S, Rojas B, Ramirez A I, et al. Macular thickness as a potential biomarker of mild Alzheimer's disease. Ophthalmology, 2014, 121 (5): 1149-1151.

16. Bambo M P, Garcia-Martin E, Gutierrez-Ruiz F, et al. Analysis of optic disk color changes in Alzheimer's disease: a potential newbiomarker. Clin Neurol Neurosurg, 2015, 132: 68-73.

17. Garcia-Martin E, Bambo M P, Marques M L, et al. Ganglion cell layer measurements correlate with disease severity in patients with Alzheimer's disease. Acta Ophthalmol, 2016, 94 (6): e454-459.

18. Kusne Y, Wolf A B, Townley K, et al. Visual system manifestations of

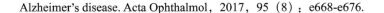

Alzheimer's disease. Acta Ophthalmol，2017，95（8）：e668-e676.

19. Arriolavillalobos P，Martínezdelacasa J M，Díazvalle D，et al. Mid-term evaluation of the new Glaukosi Stent with phacoemulsification in coexistent open-angle glaucoma or ocular hypertension and cataract. Br J Ophthalmol，2013，97（10）：1250-1255.

20. Iordanous Y，Kent J S，Hutnik C M，et al. Projected cost comparison of Trabectome，iStent，and endoscopic cyclophotocoagulation versus glaucoma medication in the Ontario Health Insurance Plan. Journal of Glaucoma，2014，23（2）：112-118.

21. Cunha J P，Proença R，Dias-Santos A，et al. OCT in Alzheimer's disease：thinning of the RNFL and superior hemiretina. Graefes Arch Clin Exp Ophthalmol，2017，255（9）：1827-1835.

22. Thomson K L，Yeo J M，Waddell B，et al. A systematic review and meta-analysis of retinal nerve fiber layer change in dementia，using optical coherence tomography. Alzheimers& Dementia Diagnosis Assessment & Disease Monitoring，2015，1（2）：136-143.

23. Chiasseu M，Alarcon-Martinez L，Belforte N，et al. Tau accumulation in the retina promotes early neuronal dysfunction and precedes brain pathology in a mouse model of Alzheimer's disease. Mol Neurodegener，2017，12（1）：58.

24. Stothart G，Kazanina N，Tales A，et al. Early visual evoked potentials and mismatch negativity in Alzheimer's disease and Mild Cognitive Impairment：Cross-sectional findings and longitudinal follow-up. World Congress of Psychophysiology，2014，94(2)：156.

25. Polo V, Rodrigo M J, Garcia-Martin E, et al. Visualdys function and its correlation with retinal changes in patients with Alzheimer's disease. Eye (Lond), 2017, 31 (7): 1034-1041.

26. Cerri E, Fabiani C, Criscuolo C, et al. Visual evoked potentials in glaucoma and Alzheimer's disease. Methods Mol Biol, 2018, 1695: 69-80.

27. Cheung C Y, Ong Y T, Ikram M K, et al. Retinal microvasculature in Alzheimer's disease. Journal of Alzheimers Disease, 2014, 42: S339-352.

28. Frost S, Kanagasingam Y, Sohrabi H, et al. Retinal vascular biomarkers for early detection and monitoring of Alzheimer's disease. Translational Psychiatry, 2013, 10 (9): 931-939.

（金　朝　整理）

阿尔茨海默病的诊断

32. 2018 年美国国家衰老研究所与阿尔茨海默病学会研究框架

2011 年，美国国家衰老研究所与阿尔茨海默病学会（National Institute on Aging and Alzheimer's Association，NIA-AA）发布了 AD 3 个阶段的诊断推荐意见，包括 AD 临床前阶段、AD 源性 MCI 和 AD 痴呆阶段。随着科学研究的进步，NIA-AA 发起了更新和统一 2011 年指南的行动，将这一行动定义为"研究框架"，因为其预期用途是用于观察及干预性研究，而不是用于常规的临床实践。

在 NIA-AA 的研究框架中，AD 的诊断依据为其潜在的病理过程，需通过尸检或活体内的生物标志物证实。该诊断不是基于 AD 的临床结局（即症状 / 体征），其在活体人群中将 AD 的定义从综合征转变为疾病连续体。研究框架侧重于在活体人群中采用生物标志物诊断 AD，生物标志物分为 Aβ 沉积（A）、病理性 tau（T）和神经变性 (neurodegeneration, N) [AT (N)]。这个 AT (N)分类系统的分组依据是病理过程中不同的生物标志物（包括体液和影像）。AT（N）系统是灵活的，因为可以将新的生物标志物添加到现有的 3 个 AT（N）亚组中，且当超出这 3 个亚组时，也可以另作添加。

将 AD 疾病过程视为一个连续体，可以通过连续测量完成认知分期。然而，我们还概述了 2 种不同认知障碍严重程度的分期方案：使用 3 种传统综合征的分类方案和采用 6 个阶段的数值分期方案。需重点强调的是，该框架旨在创建一种共同语言，以促使研究者可以产生并检验不同的病理过程（由生物标志物表示）和认知症状之间相互作用的假设。出于对这种基于生物标志物的研究框架可能被滥用的担忧，我们强调：首先，在常规的医疗实践中采用这个研究框架是不成熟和不恰当的。其次，不应采用该研究框架去限制其他不使用生物标志物的假设检验的研究方法。在有些情况下，无法使用生物标志物或要求使用生物标志物会对特定的研究目标产生反作用（在下文会详细讨论）。因此，基于生物标志物的研究不应被视为所有与年龄相关的认知障碍和痴呆研究的模板；相反，它应该在特定研究目标时使用。重要的是应该在不同的人群中检验这个框架。

尽管 Aβ 和 NFT 中 tau 的沉积可能不是 AD 的发病机制，但这些异常蛋白的沉积可以证实。在众多导致痴呆的疾病中，AD

是一种特殊的神经变性疾病。我们认为将 AD 定义为疾病连续体能够更准确地描述和理解 AD 相关认知障碍的事件及痴呆的多因素病因学。这种方法还可以为干预试验提供更精确的方法，以针对疾病过程和适当的人群进行研究。

（1）序言

AD 最初被定义为临床—病理实体，其在尸检中被确诊，在活体中做出可能或很可能的诊断。然而，随着时间的推移，神经病理学变化（从正常开始发生变化）和临床症状之间的区别变得模糊。因此，AD 作为术语通常用于描述两个非常不同的概念：没有神经病理验证的临床综合征和 AD 的神经病理学变化。然而，综合征不是病因，而是一种或多种疾病的临床结果。AD 的生物学定义而非综合征定义能让我们合理地理解并解释 AD 临床表现的机制。疾病修饰调节必须涉及生物学因素，而痴呆综合征并没有表明特定的生物学因素。此外，为了发现疾病预防或延迟初始症状的干预措施，一个能包括临床前阶段的基于生物学的疾病定义是必要的。因此，该适用于干预性试验的框架应建立在 AD 生物学定义的基础上，并且应使该框架能兼顾干预性和观察性研究。

神经病理学检查是 AD 的诊断标准，NP 和 NFT 将 AD 区别于其他导致痴呆的疾病。广泛使用的生物标志物是 AD 神经病理学变化的特征表现。我们提出的研究框架是基于 AD 活体中的生物标志物，然而，在许多情况下，研究对象并无特征性生物标志物。没有生物标志物的研究已经并将继续是我们评价痴呆和MCI综合征而努力的重要部分。此外，该框架不应作为一种限制，而是通过提供痴呆的原因之一——AD的基于生物学的证据来加强对广泛定义的痴呆的研究。

AD研究领域的幸运之处在于反映神经病理变化的重要生物标志物——Aβ沉积、病理性tau和神经变性已被发现并且正在被研究。该框架侧重于通过这些生物标志物发现研究对象的特征。AD生物标志物可用于鉴别一些没有AD特征性生物标志物的研究对象和一些可能罹患AD以外疾病的研究对象。这个研究框架并没有忽视这些个体，而是提供了一个系统将其与AD连续体中的个体特征一起进行描述。

（2）背景：更新2011年NIA-AA AD指南的理由

2011年，NIA-AA创建了症状性或"临床阶段"AD的诊断标准，包括AD源性MCI和AD痴呆。对于没有明显症状的AD阶段称为"临床前AD"。"临床阶段"AD旨在帮助我们在常规的临床实践中进行诊断的决策，并为研究人员提供来定义这些临床阶段的共同框架。"临床前AD"不是为常规的临床诊断而设计的，而是为研究人员提供一种通用的语言对没有认知障碍但有AD生物标志物的研究对象进行识别和分期。本框架也具有后一种意图，为研究人员提供一种用于交流观察结果的通用语言。

自2011年指南发布以来，不断积累的研究数据表明AD患者的认知功能下降持续很长时间，生物标志物的测量也是一个从症状出现之前即开始的连续过程。因此，AD 现在被视为连续体，而不是 3 个不同的阶段，这一概念已经得到认可，但未在 2011 年 NIA-AA 指南中正式加以明确。

与 2011 年指南中的一个共同主题是使用影像和 CSF 生物标志物。在有症状的个体中，生物标志物用于证实 AD 病理变化导致患者的认知障碍。在临床前 AD 的情况下，生物标志物用于定义疾病的构建。在 2011 年推荐中，Aβ 的地位居于临床前生物标志物分级的顶端，然而，相反的是，所有的 AD 生物标志物，包括那些反映神经变性的生物标志物，在 MCI 和痴呆的指南中均处于平等的地位。虽然当时已经注意到这一差异，但是直到目前，越来越多的共识认为生物标志物应用于整个疾病连续体时应在概念上进行统一，并且神经变性的生物标志物不等同于反映 Aβ 和病理性 tau 积累的生物标志物。

更新 2011 年指南的主要目的是对生物标志物的演变进行思考。自 2011 年以来已发表的研究强化了某些影像和 CSF 生物标志物是 AD 神经病理变化的特征性表现的观点。影像—尸检比较研究已经确定 PET 可作为 Aβ 在体内（脑实质 / 血管壁）沉积的有效检测手段。现在也广泛接受 CSF 中 Aβ42（或 Aβ42/Aβ40）是与脑内 Aβ 相关的异常病理状态的有效指标。此外的进展是发现了病理性 tau 的 PET 扫描的配体。相比之下，另外的研究强调了 AD 研究中常用的神经变性或神经元损伤的测量方法，如 MRI、氟脱氧葡萄糖（fluoro-deoxyglucose，FDG）PET 和 CSF

中 T-tau，其不对 AD 具有特异性，而是可能源自多种病因，如脑血管疾病等的非特异性指标。

在此背景下，NIA-AA 委托了一个工作组负责在当前科学知识的背景下审查并适当更新 2011 年指南。NIA-AA 选择的工作组成员提供了一系列科学的专业知识，广泛代表了参与 AD 研究存在不同利益者和专业组织，以及性别和地理的多样性（包括美国和其他国家的科学家们）。

（3）NIA-AA 更新 AD 指南的指导原则

2018 NIA-AA 工作组的任务是统一和更新 2011 年指南，以符合当前对 AD 连续体的理解，工作组通过若干指导原则完成这项任务。

首先，总体目标是制定一个在整个范围内定义和分期疾病的计划。2011 年 NIA-AA 指南的经验表明，定义和分期疾病的共同框架有助于标准化地报告整个领域的研究结果。

其次，我们确定这些建议应该作为"研究框架"，而不是作为诊断标准或指南。与基于临床标准（即没有生物标志物）的 MCI 或 AD 痴呆的 2011 年 NIA-AA 标准不同，2018 年的研究框架不适用于一般的临床实践，其被称为"研究框架"是因为在被纳入一般临床实践之前需要对其进行全面的检查和修改。有两类研究将实现这一最终目标：纵向队列研究和随机安慰剂对照试验。队列研究，特别是基于社区和人群的队列研究将检查该框架预期的时间关系和体征、症状及生物标志物等模式与所观察到的相符的程度。临床研究试验表明，一种可以同时改变生物标志物和体征及症状的干预措施可以建立标准的效度（如疾病修饰效应）。其他医学领域已经使用这种方法，采用生物标志物来定义病理过程，如骨密度、高血压、高脂血症和糖尿病由生物标志物定义。这些生物标志物的干预措施已被证明可以减少发生骨折、心肌梗死和脑梗死的可能性。

最后，委员会认识到研究框架必须在两个主要背景下发挥作用，即观察性队列研究和干预性试验。

该委员会采取循序渐进的方式来创建 2018 年的研究框架，提出了一系列问题，每一个增加的步骤都建立在早期结论的基础上。

（4）术语"阿尔茨海默病"具有多种神经病理变化，因此，由体内生物标志物和尸检来定义，而不是由临床症状来定义

我们在 AD 的定义中区别综合征和疾病。一些人认为 AD 是一种特定的综合征，即多领域遗忘性痴呆（排除了其他可能的病因之后），然而，我们认为痴呆不是一种"疾病"，而是由多种疾病引起的症状和体征组成的综合征，其中之一就是 AD。正如我们在以下段落中详细阐述的那样，采用综合征来定义 AD 有两个主要问题：对于定义 AD 的神经病理改变来说，其既不敏感也不特异，并且不能识别具有该疾病生物学证据、但没有（还没有）表现出该疾病的体征或症状的个体。

现已证实，既往采用多领域遗忘性痴呆来定义可能的 AD 并

不包括尸检中发现的 AD 神经病理改变，没有出现综合征也不能"排除"AD 神经病理改变。10%～30%的临床诊断为 AD 痴呆的患者在尸检中并未显示出 AD 神经病理改变，在 PET 或 CSF 中 Aβ42 的研究中也发现有相似的比例。因此，多领域遗忘性痴呆表型是非特异性的，其可以是其他疾病和 AD 的产物。非遗忘的临床表现，即语言、视觉空间和执行障碍也可能是由 AD 所致。此外，尤其是在老年人群中，AD 神经病理改变往往没有迹象或症状。30%～40%认知未受损伤（cognitively unimpaired，CU）的老年人在尸检时被发现存在 AD 神经病理改变，相似比例的老年人存在异常的淀粉样生物标志物。多领域遗忘性痴呆对 AD 神经病理改变既不敏感也不特异的事实表明，认知症状不是定义 AD 的理想方式。

　　将生物标志物纳入 AD 模型的方法始于患者的临床症状，这些症状在疾病中出现得相对较晚，因此，需要早期将症状与生物标志物进行相互关联。委员会建议通过生物标志物检测神经病理改变来定义 AD。通过生物标志物来检测神经病理改变来定义 AD 代表了思维上的深刻转变。多年来，AD 被认为是一种临床—病理的组成，如果一个人具有典型遗忘型多领域损伤的症状，尸检会发现 AD 神经病理改变；如果没有症状，尸检不会发现 AD 神经病理改变。症状或体征表明了疾病在活人中的存在，因此，症状和疾病的概念变得可以互换。后来，国际工作组（international working group，IWG）和 NIA-AA 2011 年指南采用生物标志物来支持 AD 的诊断，但是 AD 的定义仍然没有脱离临床症状（除了 2011 年 NIA-AA 关于常染色体显性突变携带者临床前 AD、IWG 标准的建议及 NIA-AA 神经病理学指南）。

（5）AD 生物标志物

各种影像和 CSF 生物标志物正在广泛用于 AD 和脑老化的研究，因此，目前的研究框架需要一个系统的研究方法。委员会根据最近对 AD 和脑老化研究中使用的生物标志物进行了分类。该方案 [标记为 AT（N）] 根据自然的病理过程确定了三组通用的生物标志物（表 1）。生物标志物 Aβ（标记为 "A"）是皮层淀粉样蛋白 -PET 配体的结合增加或 CSF 中 Aβ42 降低。生物标志物 tau（标记为 "T"）是 CSF 中磷酸化 tau（P-tau）水平升高和皮层 tau-PET 配体结合的增加。神经变性或神经元损伤的生物标志物（标记为 "N"），是 CSF 中 T-tau 增加、FDG-PET 低代谢及 MRI 显示脑萎缩。

表 1 AT（N）生物标志物分组

生物标志物	病理过程
A	Aβ 聚集或相关病理状态
	CSF 中 Aβ42 或 Aβ42/Aβ40
	淀粉样蛋白 -PET
T	tau 聚集（NFT）或相关病理状态
	CSF 中 P-tau
	tau-PET
N	神经变性或神经元损伤
	磁共振成像
	FDG-PET
	CSF 中 T-tau

2011 年 NIA-AA 所提建议的局限性之一是生物标志物仅被分成两类：淀粉样变性和 tau 相关神经变性。tau 病和神经变性疾病被置于同一生物标志物的类别中。在仅有 AD 的人群中，神经变性与病理性 tau 密切相关是合理的。然而，人们越来越多地认识到神经变性或神经元损伤不仅出现在经典的 AD 脑区，也发生在非 AD 脑区，这在老年人多病共存的情况下尤为常见。

AT(N) 分类为解决这一问题提供了一种方法，即将病理性 tau 特异性的生物标志物与神经变性或神经元损伤的非特异性标志物分离开来。在 3 个生物标志物分组中，每个均由 1 个 CSF 标志物和 1 个影像标志物组成了 AT（N）系统（表 1）。因此，参与研究者的 AT（N）特征可以通过影像或 CSF 生物标志物中的一个得到确定。然而，一些研究小组可能更喜欢联合采用影像和 CSF 生物标志物确定 AT（N）的特征。例如，当患者可进行腰椎穿刺和 MRI 但不能完成 PET 时，研究者可以选择分别采用 CSF 中 Aβ42 和 P-tau 确定为生物标志物 A 和 T，采用 MRI 确定为生物标志物（N）。

（6）AD 的定义

委员会同意将活体中的生物标志物作为识别 AD 的生物标志物，接下来的问题就是"用什么生物标志物来识别及定义 AD ？"委员会成员认为，只有对 AD 蛋白病（即 Aβ 和病理性

tau）的特征具有特异性的生物标志物才应被视为该病潜在的生物标志物的定义。

许多研究表明，具有异常淀粉样蛋白生物标志物的认知功能障碍的个体比没有该生物标志物的个体脑萎缩得更快、代谢降低得更明显、认知功能下降的速度更快。根据年龄确定临床表现正常，但 PET 显示淀粉样蛋白阳性的个体比例与 15 ～ 20 年后年龄特异性相关的临床诊断为 AD 痴呆的患病率几乎是完全平行的。在确定的 AD 基因突变携带者中，第一个发生异常变化的是 Aβ 相关的生物标志物。人类和动物模型的数据提示，Aβ 是在 AD 发病机制中处于上游的原因；虽然仅有 Aβ 变性不足以直接导致认知功能恶化，但其可能引起下游的病理改变（即 tau 病和神经变性），从而最终导致认知功能恶化。上述发现也得到临床病理学研究的支持。因此，一个被广泛接受的观点是，淀粉样蛋白代表目前可在活体中检测到的 AD 神经病理改变的最早证据，提示异常淀粉样变生物标志物可作为 AD 的特征性标志物，但同时需要双股螺旋细丝（paired helical filament，PHF）的 tau 沉积来满足 AD 的神经病理学诊断标准，表明在活体中定义"AD"应存在 Aβ 和病理性 tau 生物标志物异常的证据（图 12）。据此，委员会做出了以下定义。

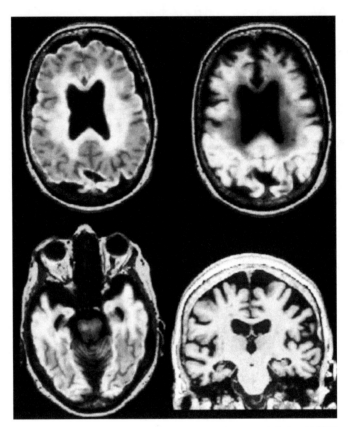

该患者为 75 岁的多领域遗忘型痴呆女性，梅奥诊所 -AD 研究中心的参与者。淀粉样蛋白 -PET 阳性（匹兹堡化合物 B 为示踪剂，左上），tau-PET 阳性（flortaucipir 为示踪剂，右上和左下），MRI 显示脑萎缩（右下）。生物标志物为 A+T+（N）+。

图 12 AD 痴呆（彩图见彩插 3）

具有单独 Aβ 沉积的生物标志物证据（PET 扫描发现异常淀粉样蛋白或 CSF 中 Aβ42 降低或 Aβ42/Aβ40 降低），且伴有正常的病理性 tau 生物标志物被命名为 "AD 病理改变"（表 2，图 13）。如果同时存在 Aβ 和病理性 tau 的生物标志物，则可应用 "AD" 一词。AD 病理改变和 AD 不是独立的疾病实体，而是

"AD 连续体"的早期和晚期（包括两者的统称）。这些定义的应用不依赖于临床症状，也同样很好地符合我们对疾病谱的功能的详述：从发病的早晚，从症状前阶段到症状阶段及典型和非典型的临床表现。

表 2 生物标志物的谱系分类

AT (N) 谱系	生物标志物分类
A-T- （N） -	正常 AD 生物标志物
A+T- （N） -	AD 病理改变
A+T+ （N） -	AD
A+T+ （N） +	AD
A+T- （N） +	AD 伴疑似非 AD 病理改变
A-T+ （N） -	非 AD 病理改变
A-T- （N） +	非 AD 病理改变
A-T+ （N） +	非 AD 病理改变

注：① AD，阿尔茨海默病。

② N，神经变性或神经元损伤的生物标志物。

③ 3 类 AT （N） 生物标志物有 8 种不同的生物标志物组合。根据生物标志物谱系，每个个体可以被归入 3 个通用的生物标志物类别之一：正常 AD 生物标志物者（无颜色）、非 AD 病理改变（深灰色）和处于 AD 连续体（浅灰色）。"AD 连续体"一词是指 AD 病理改变或 AD。

④ 如果有 1 个异常的淀粉样蛋白生物标志物，但是没有 tau 的生物标志物，那么这个个体被放入 "AD 连续体"中。缺失的生物标记组可以用星号（*）标记，如没有 T 生物标志物的 A+(N)+ 将表示为 A+T*(N)+。

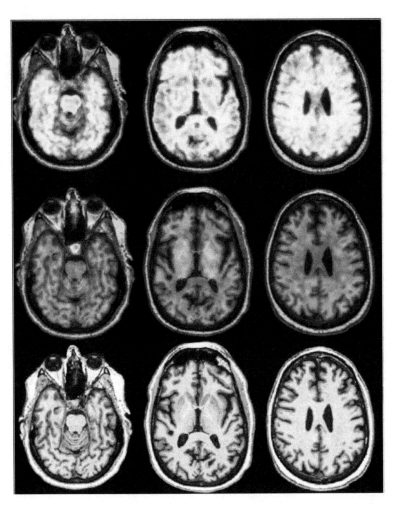

该患者为认知正常的 67 岁男性，梅奥诊所老化研究的参与者。淀粉样蛋白 -PET 阳性
（匹兹堡化合物 B 为示踪剂，上行），tau-PET 阴性（flortaucipir 为示踪剂，中行），
MRI 未显示脑萎缩（下行）。生物标志物为 A+T-(N)-。

图 13　AD 病理改变的临床前期（彩图见彩插 4）

（7）分期

接下来，我们建立了一个严格的分期系统，指导原则是：将研究参与者的以下两种类型的信息进行独立分期：①应用生物标志物对疾病的严重程度进行分级；②对认知障碍的严重程度进行分级。用于定义 AD 的评价手段必须对该病具有特异性，而用于疾病严重程度的评价手段则不需要有特异性。因此，不同的评价手段具有不同的作用。生物标志物 Aβ 确定个体是否处于 AD 连续体中。生物标志物病理性 tau 确定处于 AD 连续体中的个体是否患有 AD，因为 Aβ 和 tau 都是从神经病理方面诊断此病所必需的。神经变性或神经元损伤生物标志物和认知症状对 AD 而言均非特异，只用于评价疾病所处阶段的严重性，而不是用于定义 AD 连续体的存在。

（8）生物标志物的谱系和分类

在许多研究中，将淀粉样蛋白变性、病理性 tau 和神经变性或神经元损伤的生物标志物作为一个连续的评价而不采用正常或异常的分界点是最合适的，然而，医学中的生物标志物常采用分界点表示正常还是异常，以支持对患者的管理进行决策。对于 AD 临床试验而言，对生物标志物的连续体进行明确分类的需求是显而易见的，采用分界点作为纳入或排除标准。

对每个 AT(N) 生物标志物增加正常或异常的分界点将导致 8 组不同的 AT(N)"生物标志物谱系"，如 A+T-（N）-、A+T+（N）+ 等。根据早先概述的 AD 病理改变和 AD 的定义，AT(N) 生物标志物谱系将每个个体分配到 3 个"生物标志物分类"之一：①正常 AD 生物标志物者；② AD 连续体（分为 AD 病理改变和 AD）者；③具有正常的淀粉样蛋白生物标志物但 T 或（N）异常者，或两者均异常者。后一种生物标志物谱系提示 AD 以外的一个或多个神经病理过程，并已被标记为"可疑的非 AD 的病理改变"。

值得强调的是，正如 2012 年 NIA-AA 对 AD 神经病理改变的分类系统一样，生物标志物 AT（N）的评分是独立于临床症状而得出。

（9）词汇

AD——指 Aβ 斑块和病理性 tau 沉积，定义为体内 Aβ 和病理性 tau 的异常生物标志物 (两者都是必需的)。

AD 病理改变——AD 连续体的早期，定义为体内异常生物标记物 Aβ 和正常的病理性 tau 标志物。

AD 连续体——指具有 AD 或 AD 病理改变的生物标志物。

AD 临床综合征——临床确诊的多个（或单个）领域遗忘综合征或经典的综合征变异的推荐术语（即已有的"可能或很可能的 AD"），其适用于认知轻度受损和痴呆的个体。术语"AD"用于存在该疾病的神经病理或生物标志物的证据（即 Aβ 斑块和病理性 tau 沉积）的情况。

生物标志物组——指可以测量的 AD 的 3 个不同病理过程的生物标志物：Aβ (A)、病理 tau (T)、神经变性或神经元损伤(N)。

生物标志物谱系——将 3 个生物标志物组中的每个生物标志物均判定为正常或异常，得到 8 种可能的生物标志物，如 A+T-(N) -、A+T+ (N) - 等。

生物标志物种类——将生物标志物谱系分为三种可能的生物标记物种类：正常 AD 生物标志物，A-T-(N)-；AD 连续体，任何 A+ 组合；和非 AD 病理改变（即可疑的非 AD 病理改变），A-T+(N)-、A-T-(N)+ 或 A-T+(N)+。

认知无损伤——个体的认知表现在非受损的范围内，定义为非 MCI 或痴呆。

神经行为症状——症状归因于情绪或行为障碍，例如焦虑、抑郁和淡漠。

过渡性认知减退——认知表现处于非受损范围，但伴有认知功能下降的主诉，或纵向认知测试提示轻微下降，或神经行为症状，或上述症状的组合。

AT（N）（C）在 AD 定义和分期中具有不同的作用。

定义：

A：Aβ 生物标志物确定个体是否处于 AD 连续体中。

T：病理 tau 生物标志物确定处于 AD 连续体的个体是否患有 AD。

分期严重程度

(N)：神经变性或神经元损伤的生物标志物。

(C)：认知障碍的症状。

A 和 T 表示定义 AD 的特异性的神经病理改变，而 (N) 和 (C) 对 AD 不是特异性的，因此将其置于括号中。

虽然"阶段"这个词比较熟悉，但我们使用术语"生物标志物谱系"，因为术语"阶段"意味着一个顺序，即阶段 1 总是先于阶段 2 等。AT（N）生物标志物谱系并不意味着特定的事件的顺序，也不意味着因果关系，它是一种基于生物标志物谱系对生物标志物进行分组，并对研究的参与者进行分类的系统。A-T-（N）-表示没有可检测到 AT(N) 生物标志物的病理状态，而 A+T+（N）+ 表示进展期的病理状态。通过结合 3 个生物标志物中的每个信息可以完成分期；异常的生物标志物组越多，病理分期的进展就越快。与没有或只有一项生物标志物的个体相比，同时具有异常的淀粉样蛋白生物标志物及第二类生物标志物（可以是 CSF 中 T-tau 或 P-tau、脑萎缩或低代谢）的认知功能下降及 CU 的个体，其认知功能下降的速度更快。这些数据表明，由生物标志物定义的进展更快的疾病预示着认知衰退的可能性更大、衰退的速度更快。因此，有确凿的证据表明，生物标志物异常的组合有利于对 AD 连续体进行分期。

①双生物标志物组的替代物：由于 AD 病理变化和 AD 是由生物标志物定义的，在许多情况下需要一个分界点。然而，正如在关于 AT（N）位置的文章中指出的那样，也可能有其他选择。在许多研究中，生物标志物最好被视为连续的变量。例如，短期认知能力下降的风险随着（N）生物标志物的恶化而持续升高，T 生物标志物也是如此。

如果 3 个范围由 2 个分界点定义，一个较宽松而另一个较保守，那么这 3 个范围的定义方法可能是有用的。如果这 3 个范围被清楚地标记为正常（0）、中间范围（1）和明显异常（2），那么，一个具有 2 个分界点的生物标志物谱系可能看起来像 $A^2T^1(N)^0$ 等。

使用 2 个分界点来界定的中间范围在临床其他疾病的应用中不断发展，如高血压前期（现在称为"血压升高"的阶段）和糖尿病前期已被证明是医学上有效的疾病组成阶段。对不同的病理类型进行数值的严重程度分级与用于所有非中枢神经系统实体瘤的肿瘤、结节、转移（TNM）系统的分级类似。原发性肿瘤（T）的特征分为 0 ～ 4 级，结节（N）侵袭分为 0 ～ 3 级，远隔转移（M）分为 0 ～ 1 级。

②个体化医疗：AT(N) 系统通过为每个研究参与者在三类生物标志物中编码病理变化而将 AD 研究推向个体化治疗，并在未来通过增加其他新发现和验证的生物标志物来增加诊断的灵活性。将结合遗传和临床信息的生物标志物进行分类，在适宜的特异性治疗成为可能时，可用于为个体量身定制治疗方案。

（10）生物标志物的特点及局限性

1）生物标志物与影像标志物的对比

当我们将影像和 CSF 生物标志物放在常见的分组中时应该认识到两者之间的根本区别。CSF 生物标志物是测量来自腰椎管 CSF 中蛋白质的浓度，其反映特定时间点蛋白质的产生（神经元或其他脑细胞的蛋白质的表达、释放或分泌）和清除（降解或去除）的速率。影像测量代表随着时间累积的神经病理负荷或损伤。因此，CSF 中 Aβ 水平降低是一个与淀粉样斑块形成相关的表达病理状态最好的生物标志物，而不是 PET 扫描测量的淀粉样斑块的负荷。同样，CSF 中 P-tau 是与 PHF 的 tau

形成相关的病理状态的生物标志物，而不是 PET 测量的病理性 tau 的沉积。

影像和 CSF 生物标志物之间可能存在不一致性。在某些情况下，一个研究中标记的影像和 CSF 生物标志物之间的正常或异常的差异仅仅是由于分界点建立的不同导致的，其可以通过调整分界点来进行纠正。然而，CSF 中 Aβ42 和 PET 测量的淀粉样蛋白之间的连续关系是"L"形而不是线性的，可能是由于这两者之间存在时间的偏移。在目前有限的数据中，PET 扫描测量的 tau 和配体的结合与 CSF 中升高的 P-tau 呈线性相关；然而，这种关联并不完美，可能部分由于 P-tau 似乎在疾病后期趋于平稳，而 PET 上 tau 的信号继续增加。基于上述观察的结果，有人可能会问："CSF 和影像检查如何作为一种共同的病理过程的生物标志物？"答案在于 AD 具有跨越几年到几十年的慢长过程的特征，因此，从长远来看，以 CSF 表示正在发生的活跃的病理状态和以影像学表示神经病理负荷的积累将是一致的。

2）tau-PET

tau-PET 是一种新的方法，迄今已在使用的 tau 配体是第一代化合物，但这些化合物存在局限性，最常见的是脱靶结合。然而，至少有 1 个第一代配体已成为 3R 或 4R PHF 的 tau 沉积的可靠生物标志物。放射自显影研究已表明，最广泛研究的配体氟代琥珀酸（flortaucipir）不与淀粉样斑块、TAR DNA 结合蛋白 43（TDP43）、嗜银颗粒或 α 突触核蛋白结合。在原发性 tau 病中，

flortaucipir 单独与 3R 或 4R tau 的沉淀物结合微弱或完全不结合。将活体成像与尸体解剖进行比较表明，flortaucipir 与 PHF 的缠结发生特异性结合，并与 Braak 的 NFT 分期相关。在正常老化至痴呆的临床谱中，PET 扫描发现颞叶内侧和新皮质中升高的 tau 与淀粉样蛋白阳性及临床认知障碍密切相关。新的用于 PET 扫描的 tau 配体处于开发和评估的早期阶段，比较乐观的是，第一代作为 tau 配体的化合物具有的一些局限性将在下一代中得到解决。

3）CSF 中 P-tau 与 T-tau

作为 AD 的 CSF 生物标志物，最广泛检测的 P-tau 表位是苏氨酸 181(P-tau181)，但对 P-tau231 和 P-tau199 的水平进行检测发现，两者与 P-tau181 密切相关，具有非常相似的诊断准确性。在 AD 患者和对照者的队列研究中，CSF 中 T-tau 和 P-tau 的水平密切相关，CSF 中 T-tau 和 P-tau 的相关性通常远高于 CSF 中 T-tau 和 MRI 测量的脑萎缩的相关性或与 PET 检测的葡萄糖代谢的相关性。因此，我们有理由质疑为什么不同时将 CSF 中 T-tau 和 P-tau 放入病理 tau 生物标志物组，答案在于这两种生物标志物在其他疾病中的变化不同。创伤性脑损伤和中风患者 T-tau 水平出现明显的短暂性升高，而 P-tau 水平无变化，升高的 T-tau 水平与神经损伤的严重程度相关，很难合理地将这类患者 T-tau 的变化归因于大脑 PHF 的 tau 沉积。此外，在以迅速的神经变性变为特征但无 PHF 的 tau 沉积的克雅氏病中，CSF 中 T-tau 显著升高（比 AD 高出 10 ～ 20 倍），而 P-tau 没有或仅有轻微变。CSF 中 P-tau 持续升高的唯一疾病是 AD，而在其他神经变性疾病中这种生物标志物是正常的，人死后 CSF 中 P-tau 水平与 PHF 中的 tau 积累程度无关。综上所述，CSF 中 T-tau 反映在特定时间点神经元损伤的强度，而 CSF 中升高的 P-tau 反映与 PHF 的 tau 形成相关的异常病理状态。

4）神经变性或神经元损伤的生物标志物

(N) 组的生物标志物是由多种原因引起的神经变性或神经元损伤的指标，其对 AD 引起的神经变性没有特异性。在任何个体中，可观察到的神经变性或神经元损伤归因于 AD 还是其他可能的共病情况 (其中大多数没有现存的生物标志物)，该比例尚不清楚。这些是公认的 (N) 类生物标志物识别的局限性。此外，与 A 和 T 不同的是，(N) 生物标志物不能反映用于诊断 AD 的神经病理学发现。因此，我们将 N 放在括号里，表示（N）和 AT 之间的基本区别。

为了简化问题，从研究框架中删除（N）生物标志物组可能很有诱惑力，但 MRI 的异常、CSF 中 T-tau 或 FDG-PET 检查与淀粉样生物标志物异常相结合比单纯的淀粉样蛋白异常更能预测未来认知功能下降，这是合乎逻辑的。因为神经变性，尤其突触缺失是与 AD 的症状最密切相关的神经病理改变。因此，(N) 生物标志物提供了重要的病理分期信息，将这组生物标志物从 AD 研究框架中剔除似乎不可取。同时，如果没有（N）组，A+T −（N）−和 A+T −（N）+（图 14）之间的差异将不会被正确识别，即两者都将被放入同一个 A+T −生物标志物组。对比图 13 和图

14，我们可以看出这两个群体显然属于不同的生物标志物组。

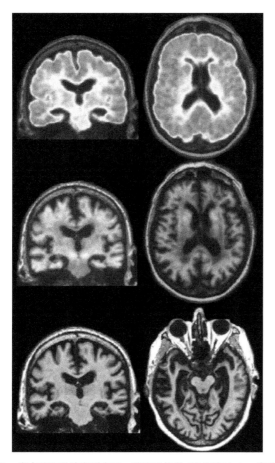

该患者为 91 岁男性，患有严重的遗忘型痴呆，就诊于梅奥 AD 研究中心。淀粉样蛋白 -PET 阳性（匹兹堡化合物 B 为示踪剂，上行），tau-PET 阴性（flortaucipir 为示踪剂，中行），MRI 显示严重的内侧颞叶萎缩（下行）。生物标志物［A+T －（N）+］提示患者有 AD 病理改变（A+T-) 再加上退变的情况［(N) +］，可能是海马硬化。

图 14 AD 和伴随可疑的非 AD 病理改变的痴呆患者（彩图见彩插 5）

对比图 13 和图 14 的影像，我们可以看出这两类群体显然属于不同的生物标志物组。我们认为 A+T －（N）＋代表存在共病的证据，也就是说，A+T - 显示 AD 的病理改变。(N) + 表示存在非 AD 的神经变性或神经元损伤的证据。因此，A+T -（N）-和 A+T -（N）+ 表明意义不同的病理状态。

重要的是，我们要注意（N）组的一些生物标志物的差异。头部MRI显示的脑萎缩可能反映神经纤维网的累积丢失和皱缩。CSF 中 T-tau 可能反映在特定的时间点神经元损伤的强度。FDG-PET 可能反映神经纤维网的累积丢失和神经元的功能损伤，这些不同可能导致了标志物的差异性。

5）局限性

没有一种标志物具有与直接尸检脑组织一样的敏感性。已有研究与尸检金标准相比，对 PET 扫描淀粉样蛋白的绝对敏感性进行评估，结果显示，^{18}F 淀粉样蛋白 -PET 配体典型的分界点可粗略标识出没有或仅有稀疏的 NP 的正常个体、具有中等——大量 NP 负荷的异常个体；^{11}C 匹兹堡化合物 B 典型的分界点可大致标识出 Thal 分期为 0 ～ 1 期的正常个体和 Thal 分期为 2 ～ 5 期的异常个体。因此，淀粉样蛋白 -PET 结果阴性不等于脑中完全没有 Aβ，或没有或仅有稀疏的 NP。临床病理学研究表明，低水平的病理变化与 CU 人群轻微的认知缺陷有关。目前，PET 是否可以检测到活体脑中 tau 阈值之下病理性 tau 的数量尚为未知。这一局限性很重要，需牢记于心，因为 AD 病理变化与 AD 之间的区别取决于体内检测的病理性 tau 沉积物。然而，预计 CSF 中 P-tau 和 tau-PET 都不能识别神经病理检查可检测到的最小的神经原纤维的变化。同样，能检测到 MRI 上的萎缩或 FDG-PET 上的代谢降低所必需的神经元和神经突起丢失的数量尚不清楚。不仅是目前在这里讨论到的标志物，任何一个标志物都必须有在体内能检测到的下限。

6）灵活地整合新的生物标志物

这个 NIA-AA 研究框架的形式是围绕目前可行的生物标志物的技术设计的。TDP43 和 α 突触核蛋白病、微梗死、海马硬化和嗜银颗粒性疾病可单独发生，或更常与 AD 病理改变伴随出现，但是，目前尚没有经过验证的生物标志物。AT（N）生物标志物体系可扩展纳入新的生物标志物。例如，当有构成 V+ 的明确定义时，可添加血管生物标志物组，即 ATV（N）。当研究开发 TDP43 和 α 突触核蛋白的生物标志物时，AT（N）组可以扩展而包括这些生物标志物。AD 的一个重要的病理过程是内在免疫系统的激活，包括星形胶质细胞和小胶质细胞的激活，尽管已有上述变化的部分生物标志物，但其尚未被广泛接受。在开发时，同样可以将其添加到生物标志物体系中。推测 CSF 中的神经颗粒素可以评价突触变性和丢失，神经纤维丝轻链可以测定轴突损伤，对其进行更全面的研究后，这些物质应该成为（N）组神经纤维损伤的生物标志物。事实上，这些蛋白最终可能优于 T-tau 作为基于 CSF 的（N）生物标志物。由于 CSF 中 P-tau 和 T-tau 在 AD 中高度相关，并与 tau-PET 同样相关，它们似乎无法在 AD 中提供独立的信息。

7）AT（N）系统的灵活性

AT（N）系统旨在将新的生物标志物纳入现有的 AT（N）组中。例如，神经丝轻链（CSF 或血浆）或神经颗粒素可能会添加到（N）组。

AT（N）系统还准备在 AT（N）以外的类别中纳入新的生物标志物。在将新纳入的生物标志物的组合进行概念化时，符号 ATX（N）可能是有用的，其中 X 代表可能在将来可用的一系列生物标志物。例如，当一种整合和适宜评价脑血管疾病（vascular disease）信息诸多来源的手段已经建立并标准化时，AT（N）将扩展到 ATV（N）。当已经开发出 V 和突触核蛋白（synuclein）的生物标志物时，AT（N）将扩展至 ATVS（N），以及用于炎症（I）、TDP43 等的生物标志物。

分界点：分界点的选择应适合感兴趣的特定的研究问题。该框架已概述采用单一分界点的方法来标记每个生物标志物正常（−）或异常（+）。这种方法在概念上很直接，某些应用的情况总是需要这种方法，如作为临床试验中的纳入标准，但采用两个分界点（宽松和保守）的方法可能更具有吸引力。如果研究问题集中于 AD 病理变化最早的可检测的证据，那么更宽松的分界点值是合适的。如果研究的问题需要高度的诊断确定性，那么更保守的分界点值是合适的。

从概念上讲，提出 ATX（N）可能是有意义的，其中 X 是一系列特定的病理过程的生物标志物，希望在未来可以获得这些标志物（如 TDP43、突触核蛋白等），（N）代表所有病因导致的累积的脑损伤。即使可以获得所有已知的脑的病理过程的生物标志物，但是，一个敏感但非特异性（N）生物标志物仍然是有用的，因为似乎可以肯定某些累积的脑损伤仍然不能由所有可获得的疾病生物标志物解释。

8）AT（N）之外的标志物

在专注于 AD 的生物标志物时，我们仍然强调其他目前可用的生物标志物具有重要作用。几种不同的 MRI 测量可提供有关脑血管疾病的信息。虽然 α 突触核蛋白的生物标志物尚不存在，以 ^{123}I 标记的 2β- 甲酯基 -3β-（4- 碘苯基）-N-（3- 氟丙基）去甲基托烷为示踪剂进行 SPECT 检查，结果提示，纹状体多巴胺转运体（dopamine transporter，DAT）减少可反映路易体病中黑质—纹状体变性。同时，FDG-PET 发现的扣带回岛征也常见于路易体病。这些检测可以提供有关非 AD 病理过程的有用信息，可以单独使用或与 AT（N）生物标志物一起全面展示痴呆的多种病因。例如，在具有 A+T-（N）+ 生物标志物谱系和脑梗死的个体中，萎缩至少部分是由血管性脑损伤所致。

痴呆的多病因的事实对诊断和治疗都提出了挑战。在具有多种脑神经病理过程的个体中，每种因素都对其认知障碍发挥一定的作用。对于一个具有多种神经病理过程的个体，治疗其中的一种（如 AD）应会使患者获益。因此，在所有可能的痴呆病因的生物标志物已被发现之前，应尽早使用 AD 生物标志物以帮助其治疗的研发。

虽然许多已知的神经病理过程在认知障碍中发挥作用，但未来很可能会发现新的病理导致的疾病体系，这些新的疾病生物标志物一旦形成，将提高研究者更全面地描述痴呆谱系特征的能力。

（11）认知分期

与生物标志物一样，认知的变化过程也是以连续体的方式存在。因此，认知分期的一个明确方法是使用连续的认知评价工具，这可能是许多现代临床试验中优选的结局评价方法。在我们认识到认知变化过程是以连续体的方式存在的同时，委员会认为列出认知分期体系也是恰当的。在 2011 年 NIA-AA 指南中，认知分期隐晦而不明确，发表的三篇不同的文章描述了临床前 AD、MCI 和痴呆，但这些分类有时已被解释为三种不同的疾病实体。在研究框架中，我们避免使用独立的疾病实体的概念，而是指"认知的连续体"。

NIA-AA 研究框架的一个规范使其适用于两种不同的研究背景——干预试验和观察研究，在许多可能不是最现代的 AD 干预试验中，借助于生物标志物纳入受试者。这些研究仅关注在 AD 连续体中被定义的那部分群体。另外，对于观察性研究，研究的问题通常要求招募样本人群中的所有成员（具有非 AD 病理变化、正常 AD 生物标志物和 AD 连续体中的成员）。在这些研究中，研究的问题通常是队列中是否存在异质性，需将其从 AD 队列中筛选出来。因此，我们列出了两种临床分期体系的分类方法，第一种是按照综合征分类的认知分期，即采用传统的综合征的类别进行分期，适用于招募队列中的所有成员（例如，包括所有生物标志物谱系）；第二种是数字临床分期体系，仅适用于处于 AD 连续体的成员，委员会认为其在临床试验中可能特别有用。

委员会委员还一致认为，认知分期在可获得参与者以往纵向的临床或认知测试和参与者以往的信息不可获得、首次接受评估时发挥作用。

1）按照综合征类别的认知分期

按照综合征类别的认知分期体系是将认知连续体分为三个传统的类别，即 CU、MCI 和痴呆，痴呆进一步细分为轻度、中度和重度（表 3）。在许多正在进行的大型研究中，这三个分类是认知分类的基础。许多研究人员认为按照综合征类别的认知分期体系已经并将继续对临床研究发挥作用，而放弃它则必然会干扰正在进行的研究。将认知连续体划分为这三种按照综合征类别的认知分期也已被许多从医者采用，还被编入《精神疾病诊断和统计手册》（第五版）中，标准术语"轻度神经认知障碍"（本质上是 MCI）和"重大神经认知障碍"（本质上是痴呆）。

虽然 CU、MCI 和痴呆的定义与 2011 年 NIA-AA 指南大致相同，但还是存在差异（下文）。例如，2011 年 NIA-AA 指南 CU 者仅包括那些具有异常淀粉样蛋白生物标志物的 CU 群体（即临床前 AD）；相比之下，在 NIA-AA 研究框架中，CU 的定义是独立于生物标志物的发现。2011 年 NIA-AA 指南 MCI 的诊断是在对所获患者的信息进行考虑后做出的临床判断；在 NIA-AA 研究框架中，MCI 的诊断可基于临床判断或仅基于认知测试的表现。在 2011 年 NIA-AA 指南中，遗忘型多认知领域痴呆被标识为"通过临床标准诊断为可能或很可能的 AD"，而无需 AD 生物标志物的依据；在 NIA-AA 研究框架中，CU、MCI 和痴呆仅表示认知障碍的严重程度，并不用于推断其病因。

表 3 按综合征分期的认知连续体

适用于独立于生物标志物谱系的研究队列的所有受试者

认知分期	具体内容
CU	基于所有可得到的信息，该个体的认知表现在预期的范围内，这可以基于临床判断和（或）认知测试的表现（可能是、也可能不是基于常模数据的比较，与年龄、教育水平、职业及性别等进行或未进行校正）
	基于人群的一般标准，认知表现可能处于受损或异常范围，但处于该个体预期的范围内
	部分认知未受损的个体可能报告主观认知功能下降和（或）连续的认知测试表明存在轻微的认知下降
MCI	基于所有可得到的信息，认知表现低于该个体的预期范围，这可能基于临床判断和（或）认知测试的表现（可能是、也可能不是基于常模数据的比较，与年龄、教育水平、职业及性别等进行或未进行校正）
	基于人群的一般标准，认知表现通常处于受损或异常范围。但是，只要认知表现低于该个体的预期范围，这一点并不是必须的

续表

认知分期	具体内容
	除了认知障碍的证据，与基线相比的认知表现下降的证据也必须存在，这可能由个人或观察者（例如，参与研究的伙伴）报告，或由纵向的认知测试或行为评估或这些评估的组合观察得到
	其特征是不以记忆力下降作为主要的认知障碍*
	虽然认知障碍是核心临床标准，但神经行为障碍可能是临床的突出特征+
	由自我报告或参与研究的伙伴证实，患者可独立进行日常生活活动，但存在认知困难的可能
	对日常生活中更复杂的活动产生可检测的但轻微的影响
痴呆	快速进行性认知障碍影响几个认知领域和／或神经行为症状，这可能由个人或观察者（例如，参与研究的伙伴）报告，或由纵向的认知测试观察得到
	认知障碍和（或）神经行为症状对日常生活的功能产生明显的影响，日常生活活动再也无法完全独立或需要帮助，这是区分痴呆与MCI的主要特征
	可分为轻度、中度和重度

注：CU：认知未受损；MCI，轻度认知障碍；*对于MCI和痴呆，认知障碍的特征可能不主要是遗忘；+对于MCI和痴呆，虽然认知障碍是核心特征，但神经行为改变，如情绪、焦虑或动机的变化通常共存，并可能是临床表现的重要部分。

2）命名法

每个研究的参与者都有生物标志物和认知分期。许多研究人员倾向于保留2011年指南结合这两种信息来源的传统的描述性术语。在前文中，我们结合生物标志物谱系和认知阶段说明了描述性术语，保留了2011年NIA-AA指南的术语，但在某些方面确实偏离了2011年NIA-AA指南的命名（表4）。例如，在研究框架中，标记为"AD合并MCI"而不是使用"AD所致的MCI（2011年NIA-AA指南）"。通过这个命名，我们认为虽然某个个体有

AD 生物标志物谱系，但我们不知道认知障碍是否可归因于单独的 AD 或其他潜在的共病。在前文中，我们进一步认识到具有 A+T-N+ 生物标志物谱系的个体的共病与描述性短语"AD 和伴随的疑似非 AD 病理改变"的关系。由此，我们认为在 A+T-（N）+MCI 个体中，AD 和非 AD 病理可能导致个体的认知障碍。除了继续采用 2011 年 NIA-AA 指南的术语外，我们还加入了 IWG 中"AD 前期"一词，很多研究人员发现它是有用的。图 15 是表 4 的简化模式图。

表 4 描述性命名：与生物标志物相结合的按综合征类别的认知分期

	认知分期		
	CU	MCI	痴呆
A-T-(N)-	AD 生物标志物正常，认知未受损	AD 生物标志物正常伴 MCI	AD 生物标志物正常伴痴呆
A+T-(N)-	临床前 AD 病理改变	AD 病理改变伴 MCI	AD 病理改变伴痴呆
A+T+(N)- A+T+(N)+	临床前 AD	AD 伴 MCI（前驱期 AD）	AD 伴痴呆
A+T-(N)+	AD 和伴可疑的非 AD 病理改变，认知未受损	AD 和伴可疑的非 AD 病理改变伴 MCI	AD 和伴可疑的非 AD 病理改变伴痴呆
A-T+(N)+ A-T-(N)+ A-T+(N)+	非 AD 病理改变，认知未受损	非 AD 病理改变伴 MCI	非 AD 病理改变伴痴呆

注：CU，认知未受损；MCI，轻度认知障碍；AD，阿尔茨海默病。

表 4 阐述了生物标志物谱系和认知分期代表独立的信息来源的原则。对于指定的认知阶段（例如，表 4 中的某一列），不同

的生物标志物谱系可能存在于这类人群中。同样，具有相同的生物标志物的人群（例如，表 4 中的某一行）可能存在不同的认知阶段。许多作用因素可以在个体水平使神经病理严重程度和认知症状之间的关系变得模糊，包括保护因素，如认知储备，还有风险因素，如合并存在的病理过程。

○ 淀粉样蛋白病理　　● tau 病理　　○ 神经变性　　● 认知障碍

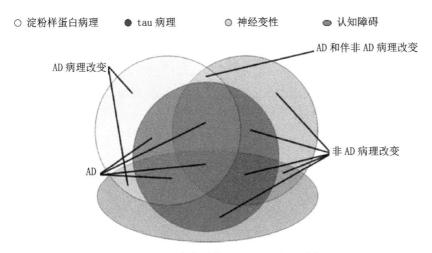

图 15 描述命名法文氏图（彩图见彩插 6）

表 5 说明了更多异常的 AT（N）分组（即更严重的病理分期）的原则，提示短期认知功能下降的风险更大，认知分期为未来认知功能下降的风险提供了额外独立的信息。

表 5 基于生物标志物谱系和认知分期的短期认知下降的风险

生物标志物谱系	认知分期		
	CU	MCI	痴呆
A-T-(N)-	AD 标志物正常，认知未受损	AD 标志物正常伴 MCI	AD 标志物正常伴痴呆
A+T-(N)-	临床前 AD 病理改变	AD 病理改变伴 MCI	AD 病理改变伴痴呆
A+T-(N)+	AD 和伴可疑的非 AD 病理改变，认知未受损	AD 和伴可疑的非 AD 病理改变伴 MCI	AD 和伴可疑的非 AD 病理改变伴痴呆
A+T+(N)- A+T+(N)+	临床前 AD	AD 伴 MCI（前驱期 AD）	AD 伴痴呆

注：非 AD 连续体未包含在该表中，因为与 T+（N）-、T+（N）+、T-（N）+ 的不同组合相关的风险在 A- 的群体中尚未建立。CU，认知未受损；MCI，轻度认知障碍；AD，阿尔茨海默病。

☐ 预期短期临床进展的速度慢

■ 预期短期临床进展的速度快

3）2011 年 NIA-AA 的变化

NIA-AA 研究框架是在 2011 年 NIA-AA 指南的基础上进行了一些修订。在这一研究框架中，AD 指的是病理过程，因此，对于活着的人是通过生物标志物进行定义的。在 2011 年 NIA-AA 指南中，一个患有典型的痴呆综合征、但生物标志物不能获得（或者结果是矛盾的）的患者被定义为可能或很可能的 AD。相比之下，在这个研究框架中，这样的个体被定义为 AD 临床综合征，而不是一种基于概率的病理诊断。在这个研究框架中，AD 被定义为在认知和生物标志物方面是连续的过程，而不是 2011 年 NIA-AA 指南中三个独立的临床实体。

在这个研究框架中，生物标志物的使用在疾病连续体中得到了统一，而在 2011 年 NIA-AA 指南中并非如此。生物标志物分为 Aβ、病理性 tau、神经变性或神经元损伤等，而 2011 年 NIA-AA 指南中将 tau 和神经变性或神经元损伤的生物标志物归入同一类。与 2011 年 NIA-AA 指南不同的是，生物标志物的分期包括了人群中的每一个人，即处于 AD 连续体、不伴 AD 病理改变及具有正常生物标志物的个体。该研究框架概述了对认知症状严重程度进行分期的两种不同的系统。从 2011 年开始，按综合征的分类方案基本上保留了三个临床类别，即 CU、MCI 和痴呆，这适用于人群中的每一个人，不论生物标志物谱系如何。数字的临床分期方案只用于定义处于 AD 疾病谱的个体。

4）命名替代，避免使用术语"AD"

许多研究者喜欢用描述性术语，而其他研究者倾向于避免使用存在历史争议并与 AD 存在任何关系的术语。NIA-AA 研究框架提供了表 4 中单元格描述性名称的替代方案，即简单地结合 AT（N）生物标志物谱系和认知阶段，而不使用描述性短语。也就是说，合并表 4 中列和行、去掉描述性短语，如"A+T+（N）+痴呆"代替"AD 痴呆"。有些分组可能更喜欢这种"行和列"命名的方法。同样，一些研究者可能不愿意使用表 2 中生物标志物的类别术语，但是采用简单的生物标志物谱系，如"A+T+（N）+"替代"AD"。

框架展示了基于生物标志物谱系的三种生物标志物类别：正常 AD 生物标志物（无颜色）、非 AD 病理改变（深灰色）及 AD 连续体（浅灰色）。

5）数字临床分期

委员会还创建了一个"数字临床分期"，避开传统的按综合征类别的分期方案，只适用于 AD 连续体。这种分期方案反映了无症状的个体从最初的以 AD 生物标志物异常为特征的初始阶段开始的 AD 连续演变过程。随着生物标志物异常的进展，最早的难以察觉的症状逐渐可以被发现。生物标志物异常的进展伴随认知功能的进行性恶化最终导致痴呆。为这个数字认知分期方案设想的有价值的应用是干预试验。事实上，NIA-AA 数字分期方案非常有意地与最近 FDA 关于早期 AD 治疗药物研发指南中列出来的 AD 分期的分类系统相似。正如 FDA 指南指出的，分类分期的定义与此密切相关，在干预性实验中，分类分期的定义与恰当的结局测量指标的选择密切相关，并且我们相信将研究框架的这一方面与 FDA 指南进行融合将在观察性研究和干预性研究中增加两者的交叉渗透；反过来，将促进疾病早期干预性临床研究的实施。

显然，数字分期 1 ~ 6 期（表 6）与整体恶化量表相似，其重要的区别在于这一量表是在疾病特异性 AD 生物标志物发展之前即已建立。1 期是指在无症状个体中有 AD 连续体的生物标志物。2 期是指最早可检测到的 AD 连续体的临床结果，类似于 2011 年 NIA-AA 指南中"第 3 期临床前 AD"。3 期是指存在认知障碍、但未严重到足以导致明显的功能丧失的时期。4 ～ 6 期是指存在进行性恶化的功能丧失。2 ～ 6 期认知衰退或损伤可能涉及任何认知领域，不只是记忆。我们推测发现 3 ～ 6 期伴发 (N) 的生物标志物谱系的个体是不常见的，因为临床症状通常与神经变性的证据有关。然而，为了完整性，生物标志物谱系被纳入 6 个数字分期中。

表 6 数字临床分期
仅适用于处于 AD 连续体的个体

临床分期	分期标准
1 期	客观的认知测评表明认知功能在正常范围内。认知测评的表现可能与研究者选择的认知量表的正常值进行比较，进行或不进行（研究者选择）年龄、性别和受教育水平等因素的校正 未报告近期认知下降或新发的令人担忧的神经行为症状 观察者（如参与研究的同伴）的报告或纵向的认知测试（如果有）未提示存在近期认知下降或新发神经行为症状的证据
2 期	客观的认知测试提示认知表现正常，在预期的范围内 出现过渡性认知下降：较以前的认知水平下降（可涉及任何认知领域，不特指记忆力） 可记录到受试者自述的并令其担忧的认知下降 代表在过去 1 ～ 3 年内从基线开始的认知变化，至少持续 6 个月 可由报告者证实，但非必须 或可由纵向认知测试记录到认知轻微下降的证据，但非必须 或可由主观报告和纵向认知测试提供的客观证据共同记录到认知下降 虽然认知是核心特点，但轻微的神经行为改变，如心境、焦虑或动机的改变可能同时存在。在一些个体中，最初的主诉可能是神经行为症状而非认知改变，神经行为症状应有明确的最近出现的时间，且持续存在，并且不能由生活事件解释 对日常生活活动没有造成功能上的影响

续表

临床分期	分期标准
3 期	客观认知测试表明认知功能处于受损或异常的范围内 由个人报告，或观察者报告，或纵向认知测试的变化，或神经行为症状的评价而记录到从基线开始出现的认知下降的证据 认知障碍的特点可能不主要是遗忘 由受试者自述或参与研究的同伴证实患者可独立完成日常生活活动，但认知障碍可能对更复杂的日常生活活动造成可发觉但轻微的功能上的影响，即可能花费更多的时间或效率更低，但仍可完成
4 期 （轻度痴呆）	明显进展的认知障碍，影响多个认知领域，和（或）神经行为异常。由受试者或观察者（如参加研究的同伴）报告，或由纵向认知测试的变化记录得到 认知障碍对日常生活活动造成很明确的显著的影响，主要影响使用工具的活动。日常生活活动不再完全独立或偶尔需要帮助
5 期 （中度痴呆）	进行性功能损伤或神经行为改变。对日常生活活动造成广泛影响，伴有基本的日常生活活动障碍。日常生活活动不再完全独立或经常需要帮助
6 期 （重度痴呆）	进行性认知障碍或神经行为改变。可能无法进行临床随诊 日常生活的功能严重受损，伴有基本的活动障碍，包括基本的自我照料，因而生活需完全依赖他人

注：对于 1～6 期，根据研究者的选择，认知测试结果与正常数据进行比较，经过或不经过年龄、性别或教育水平等的校正。对于 2～6 期，虽然认知障碍是核心特征，但神经行为症状（如情绪、焦虑或淡漠等的变化）也可以同时存在。对于 3～6 期，认知障碍可能不主要表现为记忆力下降。

作为表 4 的补充，我们将在文氏图中说明研究的参与者的 AT(N) 生物标志物分组和认知状态如何相互作用。为了简单起见，MCI 和痴呆被合并成一个（认知障碍）类别，A-T-（N）-组没有显示。同样，认知障碍患者的"AD 和伴非 AD 病理改变"[A+T-（N）+] 也没有显示在图中。

　　表 3 的综合征分类和表 6 的数值分期显然存在相似的结构。对一个没有主观或客观证据表明其认知功能轻微下降的 CU 个体和 1 期都描述了这种无症状的状态。存在主观或客观认知功能轻微下降证据的 CU 个体与 2 期类似。MCI 和 3 期都描述了缺乏痴呆的认知障碍。轻度、中度和重度痴呆等同于 4 ～ 6 期。

　　然而，由于这两个分期系统提出不同的需求，它们之间存在重要的区别。第一，数字分期仅适用于 AD 连续体的个体，而综合征分类包括处于所有生物标志物谱系的个体。第二，在数字分期中，2 期被称为无症状（第 1 期）和轻度认知受损（第 3 期）之间的一个明显的过渡时期，但在综合征分类中，在 CU 和 MCI 之间没有单独的类别。我们的推理是，如果一个个体处于 AD 连续体中，那么将自我主诉或主观认知下降的证据作为病理过程导致的过渡期是合理的。然而，在综合征分类中，不需要异常的生物标志物，认为自我主诉认知下降 (在衰老过程中很常见) 代表任何一个特异性疾病的一个症状是不合理的。第三，在这两种分期系统中，对神经行为症状的治疗方法不同。虽然认知症状是 AD 的核心临床特征，但在一些个体中，最初的表现可能是神经行为症状（如抑郁、焦虑和冷漠），而不是认知改变。因此，在数字方案中，可能仅根据神经行为症状，即没有明显的认知下降，就可认为处于第 2 期。为了反映这一点，我们使用"临床分期"而不是认知分期来认识 AD 的早期临床表现可能是认知或神经行为的变化。个体必须有认知障碍才能被分为数字 3 ～ 6 期。

我们的观点是，如果没有表明神经变性疾病存在的生物标志物的异常，将仅有神经行为症状的患者归类为 MCI 或痴呆是不合理的。因此，认知症状需纳入这些按照综合征进行分期的类别中，这并不局限于 AD 连续体。

由于只有 4 种生物标志物谱系纳入数字分期中，委员会寻找机会对命名进行简化。在这个可以速记的命名方案中，4 个 AD 生物标志物谱系被标记为 a、b、c、d：a. A+T-(N)-；b. A+T+(N)-；c. A+T+(N)+；d. A+T-(N)+。因此，人们可以通过代表临床阶段和生物标志物谱系的一个单独的数字或字母组合来进行完整描述，如 1a 阶段、2c 阶段等。一些研究者可能希望对 A+T-(N)+ 谱系（如上述 d）患者的治疗不同于其他 3 种 AD 连续体谱系，因为其表明 AD 和同时存在的可疑非 AD 病理改变。

6）命名替代，避免使用术语"AD"

一些研究者可能不喜欢使用表 2 中的生物标志物的类别术语，而只是简单地报告生物标志物谱系（如以 A+T+(N)+ 代替 AD）。同样，一些研究者可能更倾向于避免使用表 4 单元中的描述性名称，包括术语"AD"。另一种替代方法是合并列表 4 中行和列的名称、没有描述性短语，如 A+T+(N) 合并痴呆，而不是 AD 痴呆。

（12）执行

委员会避免给予针对执行细节的具体建议。我们的目标是列出一个概括的研究框架，以供研究小组针对其研究目标和具体情况使用。例如，不同的研究小组会使用最符合条件的用于受试者的认知测试量表及其分界点。

研究小组可以采用视觉或定量方法对 PET 或 MRI 图像进行分析。不同研究组采用的图像定量方法不同，而且在不断优化。分界点必须是确定的，以年龄确定生物标志物的分界点尚存争议。有观点认为神经变性疾病的生物标志物应以年龄进行规范，因为神经纤维网的丢失与老化密切相关。但相反的观点认为，无论什么年龄，生物标志物可以检测到的任何淀粉样蛋白或病理性 tau 都是异常的，因此，以年龄确定生物标志物的分界点是不合适的。关于正常老化和年龄相关疾病的争论已经持续了几十年，我们在此不解决这个问题。生物标志物分界点的选择应满足感兴趣的研究问题的需要，可以想象这一领域最终会选定多重分界点。如果研究的问题集中在 AD 的早期病理改变，宽松的分界点是有用的；相反，如果研究的问题需要高的诊断准确性，那么，更保守的分界点可能更合适。

对于淀粉样蛋白显像已有十余年的数据，与神经病理标准相比，采用不同的配体、图像获取及处理方法可导致不同的阈值。目前对病理性 tau 影像的上述问题了解得不多，但这些问题同样是可以解决的。对于这些方法学的问题，委员会避免采取绝对的态度，以便于专家工作组和各独立的研究中心解决这个问题。

现在已有影像和 CSF 生物标志物标准化的倡议，如 Centiloid 项目、EADC-ADNI 海马分割的统一规范、AD 协会全球生物标志物标准化共同体和国际 CSF 蛋白的临床化学工作组国际联盟等，这些是正在进行的研究主题，但统一化标准尚未建立。

（13）遗传学

研究框架里没有正式纳入遗传学，因为我们对疾病的定义是基于神经病理改变（可通过生物标志物检测出来）。相反，不同的基因型不能反映病理改变，而是可以预测个体出现病理改变的风险。例如，携带 *APOEε4* 等位基因既不确定个体具有 AD 病理改变，也不表明个体处于任何一个具体的疾病阶段。

从本质上而言，传统的 *APP*、*PS1* 或 *PS2* 常染色体显性突变的外显率是 100%，因此，可能有人从概念上提出这些突变会导致一种病理状态。而且，对于有症状的常染色体显性突变携带者，我们无需使用生物标志物就几乎可以确定其具有 AD 病理改变。然而，也是在这种特别的情况下，我们对于 AD 病理改变及 AD 定义是基于疾病的生物标志物的证据。

（14）与 IWG 的比较

除了 NIA-AA，创建了包含生物标志物的 AD 诊断指南的其他组织是 IWG。在最近的 IWG 正式发表的文件里（2014 年发表），AD 的诊断需要认知症状加上一个 AD 生物标志物的特征，可以是异常的淀粉样蛋白 -PET，或异常的 CSF 中 Aβ 和 tau。NIA-AA 研究框架和以上标准一致认为低代谢和萎缩都不是 AD 特异性的诊断标准，也不能用于支持 AD 的诊断。然而，不同之处是，我们认为 CSF 中的 T-tau 为神经元损伤的非特异性标志物，而 2014 年 IWG 标准将升高的 T-tau 及降低的 Aβ42 联合起来作为 AD 特异性的生物标志物。除了一个 AD 生物标志物特征，在 2014 年 IWG 标准中，认知症状（特别是一个典型的或一个已知的非典的 AD 表型）也是诊断 AD 所需要的。有症状的患者未达到痴呆水平为 AD 前驱期。有异常淀粉样蛋白 -PET 或 CSF 检测证实存在异常的 Aβ 及 tau 者为"无症状 AD 高危人群"。2014 年 IWG 标准和 NIA-AA 研究框架最重要的区别是除了遗传学诊断为 AD，2014 年 IWG 标准对于活着的患者诊断 AD 需要生物标志物和临床表现，因此，并不单纯是生物学的标准。

在一篇关于临床前 AD 的文章（2016 年发表的，可能作为 IWG 系列的一篇）里，AD 的诊断扩展包括无症状、但有 Aβ 和 tau 的生物学标志物证据的个体。与 2014 年 IWG 标准不同的是，症状不再必须达到 AD 的诊断标准。然而，与 NIA-AA 研究框架的一些差异依然存在。在 IWG 2016 的临床前 AD 将有异常的 Aβ 和正常的 tau（A+T-）的 CU 个体定义为"有 AD 风险、无症状的 A+"，将"A-T+"定义为"有 AD 风险、无症状的 T+"。我们将前一种情形定义为 AD 病理改变，将后一种情形定义为可疑非 AD 病理改变（与 NIA-AA 对"原发性年龄相关 tau 病的病理定义为不是 AD"保持一致）。重要的是，NIA-AA 研究框架采用的"有风险"具有不同的含义，指的是存在 AD 生物标志物的无症状个体为 AD，但有随后认知下降的"风险"（与 AD 的"风险"相反）。在存在差异的同时，IWG 2016 和 NIA-AA 研究框架在关键问题上，即无论有无认知症状，将异常的 Aβ 和 tau 联合起来诊断 AD 的这一方面达成一致，因此，AD 在 AD 连续体中是依照生物学诊断的实体，这是将两者统一而迈出的重要一步。

（15）没有生物标志物或有不完全生物标志物信息的临床研究。

当这个研究框架的主题聚焦于 AD 的生物学定义，我们强调，在一些研究中包含生物标志物是不必要的。在一些研究中很难获取 PET 和 CSF 生物标志物，而在一些地区可能无法完成 PET，这在大样本及基于社区的队列研究中尤其如此。这样的研究通常是寻找认知或其他确定的临床结局的危险因素。对于这些研究，高的受试者参与度对内部的效度是必要的，并且很多要依赖于家访以达到高的参与率和跟踪率。如果需要 PET 或 CSF 生物标志物，这样的研究参与度会受限，费用会增高。因此，不包含生物标志物的研究相对来说是更有意义的项目，并将连续为临床定义的综合征或为可恢复的指标寻找危险因素。这些危险因素与 AD 相关的程度还需进行影像或体液生物标志物或大脑尸检的补充研究。在精心设计基于社区的队列亚组人群的影像或 CSF 生物标志物数据提供额外研究价值时，在多个亚组的大范围内纳入生物标志物将需要目前正在涌现的低成本及最小侵入性的生物标志物（如血液或唾液）。

　　另外，大部分 PET 和 CSF 的数据来自三级痴呆照料中心招募的受试者。临床研究的受试者不同于社区研究的受试者已被广泛认可，例如，神经病理的数量、种类和分布因受试者来源不同而有差异。在基于人群的研究中，AD 生物标志物的 CSF 和 PET 数据有限，因此，把生物标志物纳入这些研究可以在很大程度上确保增加我们对 AD 生物学的理解，但是，仅仅当这样的纳入没有降低主项目重要的科学研究目标时才能做到。重要的是，来源于不同人群的数据更少。和基于人群的研究相同，我们鼓励使用该研究框架对不同人群的研究纳入 AD 生物标志物，但推荐所有的研究都纳入生物标志物为时尚早。

　　没有生物标志物的临床试验和把 AD 定义为遗忘型痴呆这两者容易混淆，但理解这两者的差异是很重要的。没有生物标志物的临床试验为认知障碍造成的社会负担及其危险因素提供了重要信息，但遗忘型多认知领域痴呆和其他经典的综合征与 Aβ 沉积和 NFT 不是一回事，而且，不存在以上生物标志物并不代表受试者不罹患遗忘型痴呆。临床诊断为 AD 痴呆患者有 80% 存在 AD 神经病理改变，但临床前阶段的 AD 若没有生物标志物就不能确诊，最多 60% 的 80 岁以上的 CU 个体通过尸检或生物标志物检测发现有 AD 神经病理改变，因此，用临床诊断来确定老年人群罹患 AD 的错误率超过 50%。

　　不使用生物标志物可以使多（或单）认知领域的遗忘型综合征或典型的综合征变异型的结果得到肯定的、有价值的临床研究得以继续进行。尽管这样的个体在过去被称为可能的 AD，在临床上，这比不简化的"AD"更多见，这是一个问题。把没有生物标志物证据的个体归类为"AD"会削弱我们的主题。但是，我们依然认同以往根深蒂固使用的术语"AD"是指代一些特别的综合征。因此，我们强烈建议将临床上确定的与以往被称为"可能或很可能的 AD"相符的综合征称为"AD 临床综合征"，而不是 AD 或一些修改的 AD 形式（如"可能或很可能的 AD"）。该术语适用于轻度受损和痴呆的个体，并且与我们的观点一致，即综合征不是一种疾病，同时认识到 AD 一词根深蒂固的用法。该术语也与额颞叶变性领域中的术语一致，在额颞叶变性领域，皮质基底节综合征是指综合征，皮质基底节变性是指特定的疾病（图 16）。

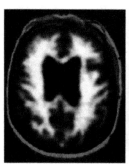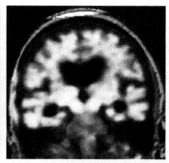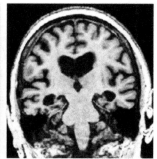

患者女性，86 岁，表现为进行性遗忘型痴呆。此患者在梅奥 AD 研究中心就诊前被多位医生临床诊断为 AD 痴呆（没有标志物）。为了研究做的影像检查显示淀粉样蛋白 -PET 阴性（匹兹堡化合物 B 为示踪剂，左侧），tau-PET 阴性（flortaucipir 为示踪剂，中间），MRI 显示严重的内侧颞叶萎缩（右侧）。生物标志物（A-T-N+）表明患者有非 AD 病理改变。基于其生物标志物谱系，尸检前怀疑为海马硬化，尸检结果证实为带有 TDP43 的海马硬化（不伴 AD）。

图 16 非 AD 病理改变伴痴呆（彩图见彩插 7）

　　没有生物标志物的研究在推断"AD"的生物学关联时可能会引起困惑。例如，在没有生物标志物的研究中，糖尿病已被认为是很可能 AD 的危险因素之一。相比之下，在临床尸检研究中，糖尿病与认知障碍及临床诊断很可能的 AD 有关，然而，这种关联的病理基础是血管性脑损伤，而不是 Aβ 斑块和神经原纤维变性。采用生物标志物进行的基于人群的研究也显示，与 AD 痴呆的认知能力下降及临床确定的认知损伤相关的中年危险因素（肥胖、吸烟、糖尿病、高血压和心脏病）与神经变性有关，而不是与淀粉样蛋白病理有关。某些 GWAS 研究提供了这种现象的另一个例子。当与临床诊断的 AD 相关的基因位点与尸检确诊的 AD 相比时，结果发现很多这些基因位点和 NP 及 NFT 无关，而与其他的病理如脑血管疾病有关。显然，文献中这些相互矛盾的结论给医学领域和公众带来困惑，这强调有必要研究危险因素与 AD 生物标志物或神经病理变化之间的关系，进而了解这种关联的生物学基础。因此，非生物标志物研究可以在危险因素和 AD 临床综合征之间建立明确和合理的关联，但需要基于生物学研究来确定这些关联是否与 AD 有关。

　　与缺乏生物标志物研究相关的另一个问题是许多研究将在研究对象中确定一些而不是所有的生物标志物分组。由于 tau-PET 相对较新，因此，在那些使用淀粉样蛋白和神经变性标志物特征但缺乏 tau-PET 的研究中，生物标志物的信息将是不完整的。缺失生物标志物组表示为 *，因此缺失 T 组表示为 T*。在这些研究中，根据已有信息可将研究对象进行分类，即 A+T* 将研究对象放入"AD 连续体"中，A-T*(N)+ 为疑似非 AD 病理改变。另一种常见的情况是采用 MRI 但没有采用淀粉样蛋白和 tau-PET 或 CSF 检测。在这种情况下，当 MRI 不能用作 AD 连续体的生物标志物时，将其作为预测未来认知衰退的脑血管疾病和非特异性神经变性的测量手段是有价值的。

（16）采用研究框架进行假设检验

该框架是一个灵活的平台，用于产生和检验不同的病理过程（由生物标志物表示）与认知症状之间相互联系的假设。来自人类和动物的大量数据表明，A 和 T 是 AD 的主要发病机制，包括观察到年龄相关的 A（通过生物标志物和神经病理）的发生率的指数式增长可预测大约 15 年的年龄相关的临床确定可能或很可能的 AD 的发病率呈指数式增长。然而，我们指出了 AD 的可能原因与基于生物学的 AD 定义之间的潜在区别。该框架不依赖于 A 和 T 作为 AD 发病机制中的因果关系。AT（N）生物标志物系统是一个基于生物标志物谱系对生物标志物进行分组、对研究的参与者进行分类的没有偏倚的系统，因此，该框架可以作为疾病模型的假设检验平台，其中 A 和 T 作为附带现象及具有因果关系的模型而呈现。我们强调 A 和 T 蛋白病理定义了 AD 是导致痴呆的许多疾病中一种独特的疾病，因此，A 和 T 不在主要因果途径中的疾病模型必须为这两种诊断性蛋白病理的产生做出发病机制、神经变性和临床症状的解释。

该领域的许多人确信淀粉样变性诱导或促进病理性 tau 的传播（可能提高病理性 tau 负荷），病理性 tau 与神经变性的发生关系很近，而神经变性是认知衰退的近因（C）。如果这种"修饰的淀粉样蛋白级联假说"是正确的，那么 AD 发病机制合理的生物标志物的顺序将如图 17A 所示。实际上，图 17A 阐示了表 2 列出的定义。然而，其他生物标志物的顺序可能或可以通过该框架进行研究。T 可以诱导 A（图 17B），如果这是真的，原发性 tau 病（特别是产生 3R/4R 纤维状病理性 tau 的 MAPT 突变，其在形态学上与 AD 的 tau 沉积相同）患者按照预期就会产生 Aβ 斑块，但事实并非如此。A 和 T 可以自发和独立地产生，需两者结合导致（N）（图 17C）。A 和 T 可能由于共同的上游病理过程（W）导致同时出现（图 17D）。例如，细胞衰老或年龄相关的免疫监视或蛋白质碎片清除系统受损可能是 A 和 T 积累的上游病因。不同和独立的上游病理过程（X 和 Y）可分别促进 A 和 T 的产生（图 17E）。例如，年龄相关的 Aβ 转换率下降可以代表图 17E 中的机制 X。X 也可能是影响 Aβ 清除的补体成分受体 -1 的变异体。尚未知晓或未经证实的上游病理过程（Z）可以同时诱导 A、T 和（N），其中 A 和 T 是不在（N）和（C）因果路径中的附带现象。Z 可代表多种不同的可能机制，如免疫功能异常、炎症通路的过度激活或激活不足及网络障碍（图 17F），也可能存在导致 A 和 T 但从不导致（N）和（C）的机制。最终，因果关系的证据要求靶向发病机制的干预能改变疾病的自然过程。如果阻止 A 和 T 的干预措施不能阻止（N）和（C），那么很明显 A 和 T 都不是

AD 发病机制的核心。研究框架提供了一个测试这些假设的平台。

还有一种可能的情况是，相同的病理过程对不同的人群产生不同的影响。图 17A 中列出的途径在一些个体中发挥作用，但是在其他个体中可能存在的影响因素 Q（可以是遗传或环境因素）能阻碍 A 对 T 的作用。在这些群体中，A 可以无害地累积而不会导致下游事件。如果发现了 Q，则可以采用框架凭经验检验 A 对 T、(N) 和 (C) 的影响。但是，这个问题需要深思熟虑。个体死于 A 但在其生命周期中没有出现 T、(N) 或 (C) 这一事实并不能证明 Q 因子的存在，因为死亡率会随着年龄的增长而增加，而且 AD 的临床前期漫长，无法知晓如果他们寿命更长是否会出现 T、(N) 或 (C)。

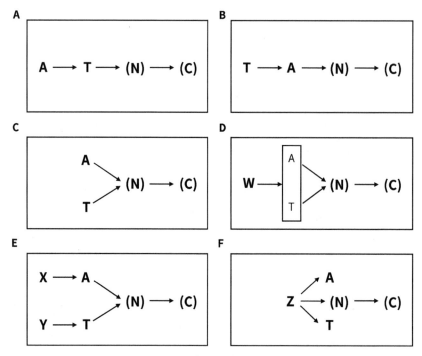

图 17 采用研究框架进行假设检验

在图 17 中，我们概述了涉及 A、T、（N）和（C）的各种可能机制的路径。我们认为，目前的证据能强烈支持（A）中展示的"修饰的淀粉样蛋白级联假说"路径，反映在表 2 中的术语。然而，我们也阐明了可以采用研究框架测试的几种替代方案，在文中进行了讨论。这并不是一个意在展示所有可能途径的详尽列表，而是一些可能的机制路径，A 和 T 在路径中的位置、A 和 T 在 AD 发病机制中没有因果关系。在这里的每一个模型中，最终的共同路径都是（N）和（C），这是基于以下假设：在神经变性疾病中，神经元或突触损伤是最接近认知障碍的组织病理学特征。

为了概念上的完整性，我们列出的无疑似乎是一个复杂的系统，但重要的是要注意这个框架的设计提出了许多问题，可通过亚组人群进行验证。许多研究问题可能只用到表 4 中的一些格子，因此，不需要大型研究队列来评估该框架的许多方面。例如，对于连续的认知衰退的不同表现（主观报告、经测试存在轻微下降或神经行为症状）的下降速率是否不同？各种生物标志物谱系的认知结局有何不同？年龄对这些关系的影响是什么？脑血管疾病的患病率在这三种怀疑为非 AD 病理变化生物标志物谱系 [A-T+（N）－，A-T-（N）＋和 A-T+（N）+]中是否不同？

（17）未来方向

NIA-AA 研究框架通过神经病理改变或生物标志物在生物学

上定义 AD，并将认知障碍视为疾病的症状或体征，而不是疾病的定义。这种方法加强了人们对 AD 病因和痴呆的多种病因的理解，这在以往因为将遗忘型多认知领域痴呆和 AD 病理改变等同起来，以及把缺乏典型的痴呆综合征和缺乏 AD 病理改变等同起来而被模糊到某种程度。这一概念很重要，为研究人员提供了可以交流的共同语言。如果一个研究小组将 AD 定义为 Aβ 斑块和病理性 tau（通过生物标志物或神经病理），另一个小组将 AD 定义为存在遗忘型痴呆，那么两组的发现指向的是不同的实体，结论也就不能直接比较。

我们认识到目前用于 AD 研究的生物标志物既昂贵又具有侵入性，目前这一代生物标志物对研究具有无法估量的价值，然而，开发更便宜和侵入性更小的生物标志物将促进其广泛应用。例如，采用新的超敏免疫分析技术可以测量血液样本中微量的脑内特异性蛋白。候选血液生物标志物，如神经丝轻链蛋白和血浆 tau 显示出作为识别神经变性的非疾病特异性工具的潜力。目前测量血浆 Aβ 很有前景。将来，侵入性较小或成本较低的基于血液的生物标志物检测加上遗传学、临床和人口学信息很可能对选择人群进行更昂贵或更具侵入性的生物标志物检测发挥重要的筛选作用。这也是其他生物学定义的疾病，如心血管疾病的发展历史（参见 2013ACC/AHA 关于治疗血胆固醇以降低成人动脉粥样硬化性心血管疾病风险的指南）。

这个统一的研究框架是 2011 年 NIA-AA 临床前 AD 建议的自然衍生，该建议是以生物标志物定义的 AD 在没有症状的情况下可以存在的概念为基础，目前的研究框架将这一概念扩展到整个 AD 连续体；然而，在未来当 AD 的概念需进行修改或不能适应科学进步时，这一框架还需进行更新。

参考文献

Clifford R. Jack, Jr, David A. Bennettb, KajBlennow, et al. NIA-AA research framework: toward a biological definition of Alzheimer's disease. Alzheimer's & Dementia, 2018, 14 (4): 535-562.

（丁杜宇　连腾宏　郭　鹏　李丽霞　高俊华

李丹凝　余舒扬　左丽君　扈　杨　刘　丽

赵　慧　程晓玲　李婧婧　石金鑫　朱荣彦

张伟娇　关惠盈　李晶卉　整理）

阿尔茨海默病的治疗

33. 目前治疗阿尔茨海默病的药物仅改善症状

目前经美国 FDA 批准用于 AD 的治疗性药物共有两类。

（1）胆碱酯酶抑制剂

胆碱酯酶抑制剂主要通过阻断 Ach 降解，从而间接增加 Ach 在突触间隙的水平，达到改善认知功能的目的，主要用于轻、中度 AD 的治疗，包括多奈哌齐、加兰他敏和石杉碱甲。此外，还包括能同时作用于乙酰胆碱酯酶和丁酰胆碱酯酶的双重抑制剂卡巴拉汀。

（2）NMDA 受体拮抗剂

NMDA 受体拮抗剂代表药物是盐酸美金刚，其主要阻断 NMDA 受体介导的胞内 Ca^{2+} 超载，但又不明显影响其生理功能，从而有效地调控兴奋性神经递质谷氨酸，阻断谷氨酸浓度的病理性升高而导致的神经元损伤、减缓神经变性的过程，是美国

FDA 批准的用于治疗中、重度 AD 的药物，已获多项实验验证能明确改善认知功能，对患者常见的精神行为症状也有显著效果。其是否适用于轻度 AD 的治疗尚无统一观点。

然而，上述药物虽可使部分 AD 患者的症状得到改善，但无法延缓或改变 AD 病理的发展进程，因此，寻求更有效的新型 AD 治疗药物迫在眉睫。目前新药研发主要集中在以 AD 病理为靶点的方向，包括 Aβ 聚集、伴有胶质细胞反应的 NP 及神经元 tau 过度磷酸化和异常聚集形成的 NFT 等。

34. 阿尔茨海默病的药物研发步履艰难

（1）以 Aβ 为靶标的药物

Aβ 形成所需分泌酶是新药研发的重要切入点，主要分为抑制 Aβ 形成和促进 Aβ 清除两大类，前者分为 α 分泌酶激动剂、β 分泌酶抑制剂和 γ 分泌酶抑制剂，通过增强 α 分泌酶活性、抑制 β 分泌酶和 γ 分泌酶活性而减少 Aβ 生成、增加 Aβ 清除来减少 Aβ，其中 β 分泌酶被认为与 Aβ 生成最相关；后者主要是通过免疫疗法达到清除 Aβ 的目的。

1）抑制 Aβ 形成

尽管既往的 BACE1 抑制剂在临床试验中未能发现有意义的改善，但近期在啮齿类和哺乳类动物试验中发现一种新型药物 Verubecestat 可以降低脑内 Aβ 水平达 40 倍，并在早期临床试验中体现了良好的安全性。目前，EARLY 研究正在对具有 AD 家族史或具有 AD 阳性生物标志物的老年人群进行该药物对记忆和认知功能疗效的研究。此外，一项研究发现单克隆抗体联合 BACE1 抑制剂可显著降低小鼠脑内 Aβ 水平。然而，目前还没有在人体开展上述研究。很多专家认为联合清除 Aβ 有望实现 AD 患者的成功治疗。目前主要相关的研究药物如下（表 7）。

表 7 以 BACE1 为靶点的 AD 药物研究

研究药物	临床试验分期	预期完成时间	结果
Lanabecestat	2	2019 年 9 月	降低血和脑脊液 Aβ 水平；没有改善认知的结果；安全
JNJ-54861911	2	2022 年 10 月	
Elenbecestat	3	2020 年 12 月	
LY3202626	2	2020 年 12 月	
Verubecestat	3	2021 年 3 月	
LY450139	3	2011 年 4 月已完成	无效

2）Aβ 免疫疗法

2014 年，有研究采用 2 种单克隆抗体清除 AD 患者脑内的 NP，但试验结果发现这两种药物对于 MMSE 量表评分在 16 ～ 26 分的轻、中度 AD 患者均没有显著的改善，对此，研究者认为其可能对早期 MCI 或轻度痴呆阶段的 AD 患者有效。然而，另一项新的针对无症状或症状轻微但 Aβ–PET 阳性、MMSE 量表评分在 20 ～ 26 分的患者的研究依然没有明显改善。目前还有一些类似的药物还在研究中（表 8）。

表 8 以 Aβ 为靶点的 AD 药物研究

研究药物	试验分期	预期完成时间	结果
CAD106	2	2024 年 5 月	
CNP520	2	2024 年 5 月	
BAN2401	2	2018 年 11 月，已完成	有效
LY3002813*	2	2020 年 12 月	
Crenezumab	3	2022 年 10 月	
Aducanumab	3	2022 年 4 月	
UB-311	2	2018 年 12 月，已完成	尚未公布结果
Gantenerumab	3	2019 年 11 月	
Solanezumab	3	2017 年 5 月，已完成	无效
CT1812	2	2019 年 11 月，目前部分完成	安全（目前只公布了 2016 年 10 月完成的安全性结果）
Thiethylperazine	2	2021 年 7 月	
ID1201	2	2018 年 12 月，已完成	尚未公布结果
NPT088	1	2019 年 2 月，已完成	尚未公布结果
Lu AF20513	1	2018 年 10 月，已完成	尚未公布结果
Aβvac40	2	2021 年 2 月	
Ponezumab	2	2011 年 6 月，已完成	无效
ACC-001	2	2014 年 2 月，已完成	安全（目前只公布了安全性结果）
KHK6640	1	2017 年 12 月，已完成	尚未公布结果
GSK933776	2	2011 年 5 月，已完成	无效

回顾免疫治疗失败的关键原因，主要集中于临床疗效和不良反应的权衡考量上。免疫治疗可以诱发中枢神经系统损伤，包括自身免疫性脑病、微出血、血管源性水肿、脑萎缩加重和神

经元过度兴奋等。国内学者 Liu 等提出，在中枢神经系统免疫清除 Aβ 过程中的"扬尘效应"假说对 AD 免疫治疗过程中神经系统损伤的机制做出了很好的解释。此外，导致 AD 免疫治疗失败的另一原因是 AD 的发病机制复杂，单一作用靶点的药物很难发挥明显的效应，加之干预时机通常较晚，一旦 AD 患者进入痴呆期，其病理进程便不可逆转。因此，治疗干预 AD 的窗口期需要前移到 MCI 阶段。

（2）以 tau 为靶标的药物研究

tau 可在神经元内表达，与微管蛋白结合，提高微管蛋白的稳定性，发挥细胞骨架作用。在神经系统中，稳定的微管蛋白是维持神经元胞体和神经突起之间营养物质运输的解剖基础。tau 有多个磷酸化位点，微管蛋白与 tau 的结合程度取决于 tau 本身的磷酸化状态，过度磷酸化的 tau 与微管蛋白的结合能力降低，且易聚积形成 PHF 和束状细丝的异常超微结构，而低聚的 tau 通过与朊蛋白相似的方式进行扩散。在 AD 等存在 tau 的神经变性疾病（统称 tau 病）中，tau 过度磷酸化并异常聚集后与微管蛋白解离，导致轴突运输障碍，影响神经元的形态及功能。因此，通过减少 tau 的磷酸化、抑制 tau 的聚集、降低 tau 的水平、促进错误聚集的 tau 解聚及稳定微管蛋白等方法，可减缓 tau 的病理过程，从而达到治疗 AD 的目的。

1）减少 tau 过度磷酸化

tau 的磷酸化水平受细胞内磷酸激酶和磷酸酯酶的双重调

节，其平衡的失调是 tau 发生异常磷酸化的主要原因。抑制磷酸激酶及增强磷酸酯酶的活性可减少 tau 的过度磷酸化。

参与 tau 磷酸化的酶主要包括糖原合酶激酶 3、细胞周期蛋白依赖性激酶 5、p38、c-Jun 氨基末端激酶及双特异性酪氨酸磷酸化调节激酶 1A 等。截至目前，开发中的 tau 磷酸酶抑制剂只有糖原合酶激酶 3β 抑制剂已进入临床研究阶段。

研究发现，AD 患者脑内蛋白磷酸酯酶活性降低，可以通过激活此酶而移除 tau 中的磷酸盐群，从而减少 tau 的磷酸化。蛋白磷酸酯酶 2A 在 tau 的去磷酸化过程中发挥主要作用，蛋白磷酸酯酶 2A 的 C 末端甲基化可增加具有活性的此酶的聚集，而叶酸可以促进其甲基化。在小鼠模型中，降糖药物二甲双胍及长期低剂量使用亚硒酸钠也可增加蛋白磷酸酯酶 2A 的活性，减少 tau 的磷酸化。

糖基化是 tau 翻译后重要的修饰形式，对 tau 的磷酸化具有负性调节作用，通过调节 tau 的糖基化水平进而对 tau 的磷酸化进行调控，这可能成为 AD 的一种有效的治疗策略。

此外，tau 的某些微管（microtubule，MT）结合区域可被乙酰化，从而影响 tau 的聚集及其与 MT 的结合。组蛋白去乙酰化酶 -6 是 tau 的去乙酰化酶，其在 AD 患者脑内表达下调，应用选择性组蛋白去乙酰化酶 -6 抑制剂可以降低小鼠 tau 的磷酸化水平，并减缓疾病的进展，因此推断其可能成为 AD 的有效治疗方法之一，且研制高选择性组蛋白去乙酰化酶 -6 的抑制剂具有实现的可能性。

然而，无论是蛋白激酶或蛋白酯酶，亦或是参与调节 tau 的糖基化及乙酰化修饰的酶，它们都存在多个在其他信号通路中发挥关键作用的底物，表明广谱酶抑制剂可能产生多种不良反应而限制其临床应用，因此有待于进一步研究。

2）抑制 tau 的聚集

AD 的中心环节是可溶性的单体 tau 向高度磷酸化、不溶性的 tau 聚集体的转化，且大脑皮质中 NFT 的密度与 AD 患者认知障碍的程度相关。亚甲蓝是一种噻嗪类小分子，其可以阻止 tau 之间的相互作用，TRx0237 是亚甲蓝的衍生物，且是目前唯一直接针对 NFT 并进入临床Ⅲ期研究阶段的药物，它较亚甲蓝的毒性小，且具有更高的生物利用度。TRx0237 通过插入 tau 单体之间来溶解纤维，在特异的 MT 结合区域阻断 tau-tau 之间的相互作用，从而减少 NFT 的形成，而对 tau 与 MT 之间的结合没有影响。TRx0237 对 AD 患者的改善作用的Ⅲ期临床研究正在进行之中。尽管 tau 聚集的抑制剂在 AD 治疗方面的潜力突出，但我们应注意大量 tau 聚集的抑制剂可能增加可溶性 tau 低聚体的稳定性，当单独应用时可能导致毒性增强并加重认知损伤。

3）降低 tau 的水平，促进已聚集的 tau 解聚

tau 的聚集具有浓度依赖性，可以通过减少可溶性的 tau 或增加已聚集的 tau 解聚来减少 tau 聚集体的神经毒性。可溶性的 tau 通过泛素—蛋白酶体系统进行分解。此外，自噬溶酶体途径也可以减少 tau 聚集体，海藻糖在脊椎动物中具有自噬清除作用；在人

突变 tau 的转基因小鼠模型中，海藻糖通过增强自噬及直接抑制 tau 聚集的方式降低可溶性 tau 的水平，从而降低 tau 的毒性。

免疫治疗也可以降低 tau 的水平，包括主动免疫和被动免疫。主动免疫是以 tau 来源的磷酸化多肽为抗原注入人体，从而诱发宿主的免疫应答反应，产生抗 tau 抗体。临床前期的动物实验均证实，抗 tau 疫苗可减缓 tau 相关的病理进程。然而，在一项纳入 30 例中度 AD 患者的为期 12 周的随机、双盲 I 期临床对照研究中，由于没有 CSF 生物标志物的数据，对其安全性的解释具有一定的局限性，而且主动免疫可能在诱导抗体产生的过程中导致自身免疫性损伤。

被动免疫是将抗 tau 抗体直接注入宿主体内，避免主动免疫的不良反应，它是对抗细胞外 tau 最简单的方法。以 tau 低聚单克隆抗体对过度表达人突变 tau 的小鼠进行免疫的实验显示，通过静脉或侧脑室内接种，单剂量 tau 低聚单克隆抗体均可逆转记忆损伤，这是首次直接证实 tau 低聚体可以作为 AD 治疗的靶点。关于免疫治疗对认知功能改善的作用少有报道，主要是由于可评估认知功能的小鼠模型有限，而且价格昂贵及制备复杂有可能限制免疫治疗的临床使用。

4）微管蛋白稳定剂

微管蛋白稳定剂作为神经变性疾病治疗方案的概念在 tau 转基因小鼠的模型中得到证实，理想的微管蛋白稳定剂应具有以下特点：可以通过 BBB；改善微管蛋白的动力，并提高微管蛋白系统的稳定性，以保证正常的轴浆运输；在有效剂量下具有最低的毒性。研究发现，作为抗癌物质的紫杉醇改善 tau 转基因小鼠的快速轴浆运输及微管蛋白密度。TPI287 是紫杉醇来源的物质，具有良好的 BBB 通透性，一项旨在探究 TPI287 静脉给药时最大安全剂量的临床 I 期研究正在进行中。

（3）新的靶向激动剂或阻断剂

现代药理学的重要研究策略是设计生物分子的结构先导药物，即基于结构设计新的靶向激动剂或阻断剂。最近的一项研究报道了胆碱能受体 M1 和 M4 的结构解析，同时发现了胆碱能 M1 受体变构剂可延缓神经变性并修复记忆损伤。因而，研发乙酰胆碱受体激动剂可能成为治疗 AD 的另一重要方向。

5- 羟色胺 6 受体拮抗剂 Idalopirdine 在 II 期临床试验作为多奈哌齐的添加剂具有很好的阳性结果，但近期的 III 期试验宣告失败。尽管如此，开发针对中间神经元的相关药物仍不失为一个有前途的 AD 治疗的研究方向。

（4）抗炎治疗

小胶质细胞是中枢神经系统重要的免疫细胞，小胶质细胞的活性增强可以导致 tau 的过度磷酸化。研究发现，tau 病小鼠在疾病早期即有小胶质细胞的活化。P301S 小鼠模型显示免疫抑制剂他克莫司可减少 tau 的聚集，关于这一作用是否与减少小胶质细胞的活性有关尚不明确。利用亲免蛋白 FKBP52 与过度磷酸化 tau 直接作用同样可以减少 tau 的聚集。

非甾体类抗炎药是否能预防 AD 已有许多临床试验。一项荟萃分析纳入了 15 项随机对照研究，结果显示非甾体抗炎药组和安慰剂对照组的 MMSE 及 ADAS-Cog 量表的评分均无显著差异，但由于研究结果的异质性较突出，建议还需开展更多的随机对照研究以明确结论。

（5）免疫和封闭疗法

虽然 Aβ 的被动免疫治疗纷纷失败，但近期一项研究证实静脉输注丙种球蛋白治疗 AD 源性 MCI 比仅针对 Aβ 单克隆抗体治疗更为有效且作用更广泛，包括清除 Aβ 和异常的 tau、调节小胶质细胞的功能等。这项研究提示，若能将 AD 治疗的时间窗前移到早期的 MCI 阶段，有的治疗方法还是可能发挥临床疗效。

35. 血浆置换疗法

外周血液中存在能促进衰老个体变得年轻的蛋白分子，如 GD-11b，这些分子的水平在个体年轻时比较高，在衰老后降低。研究发现，年轻个体的血浆可改善 AD 小鼠的记忆力，输注年轻人的血浆作为 AD 治疗的手段之一具有一定的可能性。国内学者 Xiang 等提出了清除外周 Aβ 是更为安全有效的措施，并且在 AD 动物模型上取得了良好疗效，由此推断血浆置换疗法有可能成为 AD 治疗的一种选择。血浆置换可通过清除 AD 患者外周血中 Aβ 和（或）其他异常抗体、输注年轻的蛋白因子、对外周进行免疫调节和保持内环境稳定等发挥作用。

36. 基因治疗

随着基因组研究计划的完成、AD 发病机制的阐明和有效靶基因的发现，基因治疗有望成为治疗 AD 的一种有效手段。尽管基因治疗在 AD 实验动物模型中取得了一定的效果，但要在临床上实际应用尚需深入研究。选择能通过 BBB、低毒性、低免疫原性、对脑组织具有高度特异性和转染效率的转基因载体是 AD 基因治疗的关键。这种治疗同当前肿瘤的靶向治疗一样，需要精准判断 AD 患者基因缺陷的特征，因此，必须对每例 AD 患者进行个体化的遗传学评估。AD 基因治疗的策略包括基因失活、基因修饰和修饰基因的免疫调节等。近年来，表观遗传学的发展也为 AD 的防治提供了一个崭新的方向。新的基因编辑技术，如 CRISPR/Cas9 技术为 AD 基因编辑治疗提供了强有力的手段。

37. 细胞治疗

间叶系干细胞（mesenchymal stem cells，MSCs），由于其易获得性而广泛用于细胞治疗中，可以来源于各种组织，如骨髓、脐带血、胎盘及脂肪等。有报道认为，海马体内移植 MSCs 可降低 P-tau 的水平，其可能部分通过降低 Aβ42 的水平而实现，从而阻止 AD 的进程。诱导性多能干细胞（induced pluripotent stem cell，iPSCs），为 AD 等神经变性疾病的发病机制、药物筛选和治疗提供了新的策略和思路。iPSCs 技术因其能避开从人体胚胎提取干细胞的伦理问题而在全球被广泛研究。大多数 AD 患者为散发型，每例 AD 患者的病因并不确切。应用 AD 患者来源的 iPSCs 可诱导并重现 AD 病理，进一步筛选、设计个体靶向的新型小分子药物，因此，iPSCs 可能提供 AD 个体化精准治疗方案。然而，iPSCs 诱导后的功能细胞移植仍然存在一些关键问题，例如，iPSCs 衍生的脑内神经元或其他细胞是否具备整合、修复 AD 已损伤的神经网络的能力等，亟待深入研究。

38. 认知干预

近年来，非药物治疗由于副作用少、易被接受等优势越来越受到 AD 患者及其家属的关注，其主要包括认知疗法、运动疗法、针灸疗法、电刺激疗法及磁刺激疗法等。

一项纳入包括 11 个国家的 26 项针对 MCI 患者进行认知干预研究的荟萃分析发现，针对多个认知领域的干预对 MCI 患者的认知功能具有显著的改善。由于 MCI 患者的初始脑网络，包括神经元及其连接受损，使得针对单个认知领域或仅包括单个认知成分的认知训练效果非常有限，而针对多认知领域或包括多种认知成分的干预则能通过刺激替代脑网络的激活而代偿初始脑网络的功能，有助于促进神经网络的重组，从而发挥更大的干预效果。研究发现，患者的海马旁回在干预后脑血流量增加。对于 MCI 患者，同时刺激初始脑网络和替代脑网络的认知干预是最有效的干预方式，然而，这种干预只能带来轻至中度的改善，因为患者的初始脑网络已经受损，而替代脑网络的功能有限，因而无法充分代偿认知处理的需求。

39. 运动疗法

Norton 和 Matthews 利用现有荟萃分析中的相对风险估算了全球范围内人口可归因风险，包括 7 个可能改变的风险因素，结果发现最高的归因风险是缺乏运动。一项荟萃分析研究了体育活动和 AD 风险的关系，共纳入 24 项研究，受试者 176 ～ 5698 人，随访时间为 1 ～ 34 年。在大部分研究中，体育活动，特别是休闲性体育活动与 AD 风险呈负相关，而工作相关的体育活动则没有保护效应。目前的研究对体育活动的类型、频率、强度及持续时间并没有进行推荐。

对于已经罹患 AD 的患者，体育活动是否有治疗作用？一项随机对照试验评估体育活动是否能延缓养老院中 AD 患者日常生活能力的下降速度，通过为期 1 年、每周 2 次、每次 1 小时的有氧、力量、平衡和灵活性训练，结果发现，运动组日常生活能力下降速度较非运动组明显变慢。Strohle 等比较了运动和药物治疗对 AD 痴呆和 MCI 患者的影响，结果发现，运动对 AD 痴呆患者的认知功能具有中等强度以上的效果，对 MCI 患者只有轻度的改善，而胆碱酯酶抑制剂和美金刚对 AD 患者的效果较小，对 MCI 患者无效。需注意的是，在这项研究中，患者的停药率非常高，但是运动中止的情况则要少得多。最近一项随机对照试验研究观察了中到高强度有氧运动对轻度 AD 患者的影响，结果显示，每周 3 次、每次 1 小时、连续 16 周的有氧运动对患者的认知功能带来明显的益处，患者的神经精神症状的评分也明显下降。对 8 例 MCI 患者进行了另一项小规模研究，以两种训练进行为期 3 个月的干预，结果发现，患者的认知能力有所提高，停止训练后这种影响力逐渐减弱。一项荟萃分析纳入 6 项随机对照试验，研究结果证实了 AD 患者进行运动的积极效果。运动对延缓认知衰退的速度及保持整体认知功能发挥了积极的作用。

总之，对于 AD 患者，运动似乎具有潜在的益处，系统评价和荟萃分析均显示运动对患者的认知功能具有改善作用，并可减轻神经精神症状，减缓日常生活能力的下降。此外，运动比药物具有更少的不良反应和更好的依从性，然而，对于具体的运动类型、强度及持续时间的推荐尚缺乏高质量、大规模的随机对照研究，有待今后的研究提供相应的循证医学证据。

40. 针灸疗法

一项荟萃分析纳入 141 项来自中国的针灸治疗 AD 的研究，样本量为 3416 人，其中有 10 项是关于针灸治疗 AD 的随机对照研究。在 10 项研究中，6 项研究比较了针灸和药物的治疗效果，3 项研究比较了针灸联合药物与单独针灸的治疗效果，1 项研究比较了针灸和无治疗干预的效果；3 项研究采用了电针，其余 7 项研究没有电刺激。上述 10 项随机对照研究共纳入 585 例患者，患者的年龄为 46 ~ 81 岁，疗程 4 ~ 24 周。采用 MMSE 量表评估认知功能时，6 项研究的荟萃分析提示针灸较药物治疗更好地提高了患者的 MMSE 量表的评分（*MD* 1.05, 95% *CI* 0.16 ~ 1.93）；

另外 2 项研究采用长谷川痴呆量表评估认知功能，结果发现，针灸和药物的疗效没有显著差别（95% *CI* 0.28 ～ 0.46）。1 项研究采用阿尔茨海默病评估量表——认知部分（Alzheimer's disease assessment scale-cognition，ADAS-cog）评价认知功能，结果发现针灸较多奈哌齐显著降低 ADAS-cog 量表的评分，更好地改善患者的认知功能。另外，4 项研究发现针灸较药物更好地改善了患者的日常生活能力（activity of daily living，ADL）量表的评分。另 1 项研究比较了针灸和尼莫地平对患者功能活动问卷（functional activities questionnaire，FAQ）的影响，结果显示两者没有显著差别。3 项研究的荟萃分析发现针灸联合多奈哌齐比单用多奈哌齐更有效地提高了 MMSE 量表的评分（*MD* 2.37，95% *CI* 1.53 ～ 3.21）。另外 1 项研究采用 ADAS-cog 量表比较针灸联合多奈哌齐及单用多奈哌齐的效果，发现两者之间没有显著差别（95% *CI* 2.20 ～ 4.00）。1 项研究采用 MoCA 量表比较针灸联合多奈哌齐及单用多奈哌齐，发现两者没有显著的差别（95% *CI* 2.20 ～ 4.00）。2 项研究比较了针灸联合多奈哌齐及单用多奈哌齐，发现前者对 ADL 的改善更为明显（95% *CI* 0.32 ～ 4.95）。1 项研究发现针灸治疗可以显著提升患者的 MMSE 评分（95% *CI* 1.34 ～ 6.14），但对 ADL 没有明显的影响（95% *CI* 2.19 ～ 19.83）。动物研究发现，针灸通过降低病理性 Aβ 的生成、减少神经元凋亡、减轻神经免疫炎症反应而改善认知功能，但需要进一步的临床前及临床研究以明确不同类型和方案的针灸治疗的确切疗效及治疗靶点。

41. 神经调控治疗

神经调控治疗包括有创和无创，有创包括脑深部刺激（deep brain stimulation，DBS）和迷走神经刺激；无创包括经颅磁刺激（transcranial magnetic stimulation，TMS）、经颅直流电刺激（transcranial direct current stimulation，tDCS）及经颅交流电刺激（transcranial alternating current stimulation，tACS）等。

（1）DBS

DBS 装置包括电极、导线和刺激器三部分。电极植入患者脑内，刺激器埋在锁骨部位皮下，用导线将两者相连后埋于皮下。最早曾于 1984 年做过 DBS 用于 AD 的治疗研究，当时选择的刺激部位在 Meynert 基底核（nucleus basalis of meynert，NBM），研究结果显示，患者认知功能并没有改善，但左侧顶叶和颞叶的葡萄糖代谢得以保留，而左侧额叶局部代谢恶化。此后 26 年未再开展过 DBS 用于 AD 的治疗研究。直到 2012 年，一项 Ⅰ 期临床研究针对 6 例早期 AD 患者进行了穹隆或下丘脑 DBS 治疗，治疗后 12 个月，患者记忆力提高、认知功能下降延缓、大脑葡萄糖代谢逆转和海马体积增加。在随后的 Ⅱ 期临床研究中，研究者纳入 42 例患者，分为 2 组，其中 21 例患者纳入非刺激组，不接受刺激；其余 21 例患者纳入刺激组，接受连续 DBS 刺激 12 个月。结果显示，1 年后两组患者的认知评分没有显著差异，并且，年龄＜65 岁的患者的认知功能在 1 年后显著恶化，而年龄≥65 岁的患者认知功能则略有改善。Fontaine 等报道了一项为期 12 个月的穹隆 DBS 治疗，发现 1 例 MCI 患者的认知功能在治疗后得以稳定，并且颞叶内侧代谢较前升高。Kuhn 等对轻、中度 AD 患者进行了以双侧 NBM 核为靶点的 DBS 治疗，采用 ADAS-Cog 量表评估患者的认知功能，结果显示，对于较年轻的患者和处于疾病较早期的患者进行 NBM 的 DBS 可能有利于改善认知功能，延缓疾病进展。

（2）迷走神经刺激

来自瑞士的学者对 10 例 AD 患者进行了迷走神经刺激，参数设置如下：频率 20Hz，波长 500μs，电流 0.25mA，刺激 30 秒之后间隔 5 分钟。治疗 3 个月后，70%（7 例）患者的 ADAS-Cog 量表评分和 90%（9 例）患者的 MMSE 量表评分没有恶化或有所改善。此后，该研究团队继续纳入另外 7 例 AD 患者，对 17 例患者进行了研究及随访，结果显示，迷走神经刺激 1 年后，与基线比较，其中 7 例 AD 患者的 ADAS-Cog 量表评分没有提高或有所下降，12 例 AD 患者的 MMSE 量表评分没有下降或有所提高，提示迷走神经刺激后 3 个月及 1 年均能改善 AD 患者的 MMSE 和 ADAS-Cog 量表评分，并显示患者对该治疗具有较好的耐受性。

（3）TMS

采用法拉第电磁诱导原理诱导特定大脑区域产生感应电流，如果强度足够大可导致神经细胞被激活。通过调节线圈位置可将 TMS 应用到皮层各个部位。TMS 有多种刺激频率及刺激方式，包括低频、高频及 θ 短阵快速脉冲刺激（theta-burst stimulation，TBS）。在大多数情况下，持续的低频（1Hz）刺激降低皮质的兴奋性和代谢水平，而高频刺激（≥ 5Hz）通常导致目标皮质活性增加。间歇应用 TBS 可以增强皮质的兴奋性，而持续应用 TBS 通常抑制直接靶向脑区的活性。脉冲的强度决定了刺激的效果及深度。在健康参与者中应用 TMS，结果发现其言语记忆、情景记忆、工作记忆和执行功能均有改善。对 AD 患者的研究发现，刺激双侧背外侧前额叶皮层（dorsolateral prefrontal cortex，DLPFC）后，患者的动作命名功能有所改善。高频 TMS 对轻至中度 AD 患者的 MMSE 量表、工具性日常生活能力量表及老年抑郁量表的评分均有改善。一项采用多部位高频 TMS 刺激联合认知训练的研究发现患者 ADAS-Cog 量表的评分具有显著且持续的改善（干预后 3 个月仍有效），但该研究缺乏对照组，因此，疗效来自 TMS 还是认知训练并不确定。目前的研究基本为小样本、单中心，部分缺乏对照组，因此，研究结论需进一步扩大样本，采用多中心的随机对照研究来验证，并且进一步明确刺激的部位、参数、持续时间及起效人群等相关信息。

（4）tDCS

通过应用低振幅（0.5 ～ 2.0mA）直流电流通过附着在头皮上的电极调节脑部兴奋性。电流导致阴离子和阳离子在细胞外环境中的相对浓度发生变化，以此影响电极附近的神经元的静息膜电位，从而调节神经元的电活动。最近研究表明，tDCS 能够增强 AD 患者的视觉和词汇记忆能力，同时还能提高选择性注意力、工作记忆和词汇回忆能力，但这些研究具有样本量偏小（平均 19 人）、部分缺乏对照、疗效评估方法不一致及缺少治疗后随访等局限性，而且 AD 是一种进行性神经变性疾病，认知障碍是由多个脑区和脑网络的进行性退化引起，因此，AD 患者在认知障碍及症状严重程度方面可能存在广泛差异。目前，最广泛报道的是对工作记忆的改善（这与 DLPFC 功能密切相关），在其他认知领域仅有少数报道，但工作记忆的改善对 AD 患者广泛的认知障碍几乎没有临床意义的治疗效果。一个更好的方法是，对每个患者特定的认知障碍进行评估，制定更有针对性的治疗靶点，或将与患者核心认知障碍相关的多个大脑区域和网络作为治疗靶点。目前，对无创经颅电磁刺激的研究提示对 AD 潜在的治疗效果，然而，由于缺乏理论框架和临床应用的指南，尚不能在临床上广泛使用，未来需要更多高质量的多中心随机对照研究，进一步指导无创经颅电磁刺激在临床的应用。

（5）tACS

tACS 可以在认知或感觉—运动过程中直接与正在进行的神经元活动相互作用，导致脑网络同步振荡。以前的研究选择位于人脑电频谱范围内的刺激频率，并且尽可能接近神经元网络和认知过程的主要脑电振荡频率，因为特定频率反映了特定的认知或感觉—运动过程，tACS 可以通过外部增强这些振荡以强化正在进行的脑活动，因此，tACS 可以通过同步频率特异性神经网络导致行为改变。已有小型试验表明，通过直接与正在进行的皮质振荡活动相互作用，tACS 可以改善健康成人的特定认知功能。例如，一项针对 24 名健康成年人进行的假性控制交叉试验表明，tACS 可以显著提高检索的准确率。由此推断，tACS 也可能对 AD 患者产生潜在疗效。在 PubMed 中尚未发表关于 AD 患者 tACS 的研究，但目前已有一项针对 AD 患者的 tACS 试验在 clinicaltrials.gov 注册。

总之，非药物干预治疗虽然在一定程度上可以改善 AD 患者的认知功能及精神行为症状，但仍存在很多问题，如治疗的适应证、时间、强度及疗效的可靠性等，尚需要更多高质量的研究进一步证实。

参考文献

1. Kennedy M E, Stamford A W, Chen X, et al. The BACE1 inhibitor verubecestat（MK-8931）reduces CNS beta-amyloid in animal models and in Alzheimer's disease patients. Sci Transl Med，2016，8（363）：363ra150.

2. Jacobsen H, Ozmen L, Caruso A, et al. Combined treatment with a BACE inhibitor and anti-Abeta antibody gantenerumab enhances amyloid reduction in APP London mice. J Neurosci，2014，34（35）：11621-11630.

3. Perry D, Sperling R, Katz R, et al. Building a roadmap for developing combination therapies for Alzheimer's disease. Expert Rev Neurother，2015，15（3）：327-333.

4. Salloway S, Sperling R, Fox N C, et al. Two phase 3 trials of bapineuzumab in mild-to-moderate Alzheimer's disease. N Engl J Med, 2014, 370 (4): 322-333.

5. Doody R S, Thomas R G, Farlow M, et al. Phase 3 trials of solanezumab for mild-to-moderate Alzheimer's disease. N Engl J Med, 2014, 370 (4): 311-321.

6. Honig L S, Vellas B, Woodward M, et al.Trial of Solanezumab for Mild Dementia Due to Alzheimer's Disease. N Engl J Med, 2018, 378 (4): 321-330.

7. Liu Y H, Giunta B, Zhou H D, et al. Immunotherapy for Alzheimer disease: the challenge of adverse effects. Nat Rev Neuro, 2012, 8 (8): 465-469.

8. Gruninger F. Invited review: Drug development for tauopathies. Neuropathol Appl Neurobiol, 2015, 41 (1): 81-96.

9. Kickstein E, Krauss S, Thornhill P, et al. Biguanide metformin acts on tauphosphorylation via mTOR/protein phosphatase 2A (PP2A) signaling. Proc Natl Acad Sci U S A, 2010, 107 (50): 21830-21835.

10. van Eersel J, Ke Y D, Liu X, et al. Sodium selenate mitigates tau pathology, neurodegeneration, and functional deficits in Alzheimer's disease models. Proc Natl Acad Sci U S A, 2010, 107 (31): 13888-13893.

11. Govindarajan N, Rao P, Burkhardt S, et al. Reducing HDAC6 ameliorates cognitive deficits in a mouse model for Alzheimer's disease. EMBO Mol Med, 2013, 5 (1): 52-63.

12. Seripa D, Solfrizzi V, Imbimbo B P, et al.Tau-directed approaches for the treatment of Alzheimer's disease: focus on leuco-methylthioninium. Expert Rev Neurother, 2016, 16 (3): 259-277.

13. Yu Y, Zhang L, Li X, et al. Differential effects of an O-GlcNAcase inhibitor on tau phosphorylation. PLoS One, 2012, 7 (4): e35277.

14. Theunis C, Crespo-Biel N, Gafner V, et al. Efficacy and safety of a liposome-based vaccine against protein Tau, assessed in tau.P301L mice that model tauopathy. PLoS One, 2013, 8 (8): e72301.

15. Boimel M, Grigoriadis N, Lourbopoulos A, et al. Efficacy and safety of immunization with phosphorylated tau against neurofibrillary tangles in mice. Exp Neurol, 2010, 224 (2): 472-485.

16. Troquier L, Caillierez R, Burnouf S, et al.Targeting phospho-Ser422 by active Tau Immunotherapy in the THYTau22 mouse model: a suitable therapeutic approach. Curr Alzheimer Res, 2012, 9 (4): 397-405.

17. Panza F, Solfrizzi V, Seripa D, et al. Tau-Centric targets and drugs in clinical development for the treatment of Alzheimer's disease. Biomed Res Int, 2016, 2016: 3245935.

18. Castillo-Carranza D L, Sengupta U, Guerrero-Munoz M J, et al. Passive immunization with Tau oligomer monoclonal antibody reverses tauopathy phenotypes without affecting hyperphosphorylated neurofibrillary tangles. J Neurosci, 2014, 34 (12): 4260-4272.

19. Thal D M, Sun B, Feng D, et al. Crystal structures of the M1 and M4 muscarinic acetylcholine receptors. Nature, 2016, 531 (7594): 335-340.

20. Bradley S J, Bourgognon J M, Sanger H E, et al. M1 muscarinic allosteric modulators slow prionneurodegeneration and restore memory loss. J Clin Invest, 2017,

127 (2)：487-499.

21. Chambraud B, Sardin E, Giustiniani J, et al. A role for FKBP52 in Tau protein function. Proc Natl Acad Sci U S A, 2010, 107 (6)：2658-2663.

22. Gupta P P, Pandey R D, Jha D, et al. Role of traditional nonsteroidal anti-inflammatory drugs in Alzheimer's disease：a meta-analysis of randomized clinical trials. Am J Alzheimers Dis Other Demen, 2015, 30 (2)：178-182.

23. Kile S, Au W, Parise C, et al. IVIG treatment of mild cognitive impairment due to Alzheimer's disease：a randomised double-blinded exploratory study of the effect on brain atrophy, cognition and conversion to dementia. J Neurol Neurosurg Psychiatry, 2017, 88 (2)：106-112.

24. Middeldorp J, Lehallier B, Villeda S A, et al. Preclinical assessment of young blood plasma for Alzheimer disease. JAMA Neurol, 2016, 73 (11)：1325-1333.

25. Xiang Y, Bu X L, Liu Y H, et al. Physiological amyloid-beta clearance in the periphery and its therapeutic potential for Alzheimer's disease. Acta Neuropathol, 2015, 130 (4)：487-499.

26. Ikehara S, Li M. Stem cell transplantation improves aging-related diseases. Front Cell Dev Biol, 2014, 2：16.

27. Sherman D S, Mauser J, Nuno M, et al. The efficacy of cognitive intervention in mild cognitive impairment (MCI)：a meta-analysis of outcomes on neuropsychological measures. Neuropsychol Rev, 2017, 27 (4)：440-484.

28. Train the Brain C. Randomized trial on the effects of a combined physical/cognitive training in aged MCI subjects：the train the brain study. Sci Rep, 2017, 7：39471.

29. Norton S，Matthews F E，Barnes D E，et al. Potential for primary prevention of Alzheimer's disease：an analysis of population-based data. Lancet Neurol，2014，13（8）：788-794.

30. Stephen R，Hongisto K，Solomon A，et al. Physical activity and Alzheimer's disease：a systematic review. J Gerontol A Biol Sci Med Sci，2017，72（6）：733-739.

31. Strohle A，Schmidt D K，Schultz F，et al. Drug and exercise treatment of Alzheimer disease and mild cognitive impairment：a systematic review and meta-analysis of effects on cognition in randomized controlled trials. Am J Geriatr Psychiatry，2015，23（12）：1234-1249.

32. Hoffmann K，Sobol N A，Frederiksen K S，et al. Moderate-to-high intensity physical exercise in patients with Alzheimer's disease：a randomized controlled trial. J Alzheimers Dis，2016，50（2）：443-453.

33. Sacco G，Caillaud C，Ben Sadoun G，et al. Exercise plus cognitive performance over and above exercise alone in subjects with mild cognitive impairment. J Alzheimers Dis，2016，50（1）：19-25.

34. Farina N，Rusted J，Tabet N. The effect of exercise interventions on cognitive outcome in Alzheimer's disease：a systematic review. Int Psychogeriatr，2014，26（1）：9-18.

35. Zhou J，Peng W，Xu M，et al. The effectiveness and safety of acupuncture for patients with Alzheimer disease： a systematic review and meta-analysis of randomized controlled trials. Medicine（Baltimore），2015，94（22）：e933.

36. Park S, Lee J H, Yang E J. Effects of acupuncture on Alzheimer's disease in animal-based research. Evid Based Complement Alternat Med, 2017, 2017: 6512520.

37. Laxton A W, Tang-Wai D F, McAndrews M P, et al. A phase I trial of deep brain stimulation of memory circuits in Alzheimer's disease. Ann Neurol, 2010, 68 (4): 521-534.

38. Sankar T, Chakravarty M M, Bescos A, et al. Deep brain stimulation influences brain structure in Alzheimer's disease. Brain Stimul, 2015, 8 (3): 645-654.

39. Lozano A M, Fosdick L, Chakravarty M M, et al. A phase ii study of fornix deep brain stimulation in mild Alzheimer's disease. J Alzheimers Dis, 2016, 54 (2): 777-787.

40. Fontaine D, Deudon A, Lemaire J J, et al. Symptomatic treatment of memory decline in Alzheimer's disease by deep brain stimulation: a feasibility study. J Alzheimers Dis, 2013, 34 (1): 315-323.

41. Kuhn J, Hardenacke K, Lenartz D, et al. Deep brain stimulation of the nucleus basalis of Meynert in Alzheimer's dementia. Mol Psychiatry, 2015, 20 (3): 353-360.

42. Hardenacke K, Hashemiyoon R, Visser-Vandewalle V, et al. Deep brain stimulation of the nucleus basalis of Meynert in Alzheimer's dementia: potential predictors of cognitive change and results of a long-term follow-up in eight patients. Brain Stimu, 2016, 9 (5): 799-800.

43. Sjogren M J, Hellstrom P T, Jonsson M A, et al. Cognition-enhancing effect of vagus nerve stimulation in patients with Alzheimer's disease: a pilot study. J Clin Psychiatry, 2002, 63 (11): 972-980.

44. Gonsalvez I, Baror R, Fried P, et al. Therapeutic noninvasive brain stimulation in Alzheimer's disease. Curr Alzheimer Res, 2017, 14 (4)：362-376.

45. Herrmann C S, Rach S, Neuling T, et al. Transcranial alternating current stimulation：a review of the underlying mechanisms and modulation of cognitive processes. Front Hum Neurosci, 2013, 7：279.

46. Herrmann C S, Struber D, Helfrich RF, et al. EEG oscillations：from correlation to causality. Int J Psychophysiol, 2016, 103：12-21.

47. Frohlich F, Sellers KK, Cordle AL.Targeting the neurophysiology of cognitive systems with transcranial alternating current stimulation. Expert Rev Neurother, 2015, 15 (2)：145-167.

48. Antonenko D, Faxel M, Grittner U, et al. Effects of transcranial alternating current stimulation on cognitive functions in healthy young and older adults. Neural Plast, 2016, 2016：4274127.

（余舒扬　整理）

42. 阿尔茨海默病的脑深部电刺激治疗

研究发现，AD 除了累及额叶、颞叶、顶叶、海马和内嗅皮层，还干扰皮层和皮层下的神经环路。默认网络模式（default mode networks，DMS），是脑处于静息状态时相互联系、维持正常代谢活动的若干脑区组成的网络，记忆网络是其核心成分。目前认为 AD 可能是由突触功能障碍导致的神经元网络异常，而非仅仅是局部脑组织的神经变性改变。目前 AD 缺乏有效的治疗方法，无法遏制疾病的进程。DBS 是对神经环路进行调节，给 AD 治疗提供了新的方向和希望。

DBS 是将刺激电极植入患者脑组织深部目标核团，该装置可以通过脉冲发生器发出特定频率的电刺激，对靶核团进行慢性刺激以达到治疗的目的。DBS 主要用于治疗帕金森病、特发性震颤、原发性肌张力障碍、强迫症、双相情感障碍、癫痫及厌食症等运动及精神类疾病。

在采用 DBS 刺激下丘脑治疗 1 例认知功能正常的男性肥胖患者的过程中，偶然发现其出现了"似曾相识感"，且情景语言及联想记忆得到提高，这一意外的发现引起人们对于 DBS 治疗 AD 的设想。目前 DBS 治疗 AD 仍处于探索阶段，但是已取得了初步效果。治疗研究的靶点包括大脑的穹隆、下丘脑及 NBM。此外，潜在的靶点还包括丘脑前核、乳头丘脑束、海马及内嗅皮层等。这些靶点是在对癫痫或帕金森病患者行 DBS 治疗时发现其可改善认知功能，但较少用于治疗 AD。现将目前关于 DBS 刺激 NBM 和穹隆治疗 AD 的研究进行综述。

（1）NBM

NBM 位于基底前脑，是由一组直径为 20 ～ 30 μm 释放乙酰胆碱的细胞组成，是基底前脑主要的胆碱能结构。传入纤维来自边缘系统，传出纤维到达皮层、嗅球及杏仁核等部位。AD 患者 NBM 的胆碱能神经元丢失。关于 NBM 和认知功能关系的动物试验和临床研究越来越多。

Boix-Trelis 等于 2006 年采用低频电刺激大鼠单侧 NBM 后，大鼠的食物偏好的社交传递功能提高，进一步通过检测 c-Fos 基因的水平发现前额叶区域，如眶额部、前边缘和下边缘皮层及海马区（如背核和齿状回）的神经元发生激活，表明刺激 NBM 有助于早期记忆的形成，可能与上调大脑记忆系统的神经元活性、增加前额叶皮质和海马的转录因子 c-Fos 的表达有关。2013 年，Turnbull 等报道刺激 1 例 AD 患者左侧 NBM，发现刺激侧糖代谢下降程度较对侧变低，但临床症状无明显好转。

2015 年，Kuhn 等入组了 6 例轻至中度 AD 患者，平均年龄为（69.5±7.7）岁，MMSE 量表评分为（20.3±2.5）分，给予低频（20 Hz）刺激双侧 NBM。患者对手术过程耐受性良好，未发生严重的不良事件，但是发生了两起硬件相关不良事件，导致外科重新调整脉冲起搏器。1 例患者在刺激频率大于 5V 时出现不适感。研究设置手术后第 1 个月进行交叉双盲，其余 11 个月持续刺激。观测指标为 1 年后 ADAS-Cog 量表的评分及 FDG-PET 的变化。结果显示，12 个月后患者平均 ADAS-Cog 量表评分升高 3 分，较胆碱酯酶抑制剂等药物治疗的 686 例 AD 患者 ADAS-Cog 量表评分 1 年升高 4.5 分有所改善（图 18）；平均 MMSE 量表评分下降了 0.5 分，较基线相比基本保持稳定。给予胆碱酯酶抑制剂等药物治疗组 AD 患者 MMSE 量表评分降低了 2.4 分有所改善，平均客观生活质量评估从 5.7 分降至 5.5 分；大脑皮层葡萄糖代谢平均提高了 2%～ 5%，尤其是在杏仁体—海马和颞叶。正常人

及 AD 患者每年葡萄糖代谢分别下降了 0.9% 和 5.2%。总之，1
年后与药物治疗的患者相比，本组患者的认知功能下降的程度更
慢，分析其机制可能与增加胆碱能神经递质的释放及通过释放神
经生长因子提高突触活性有关。

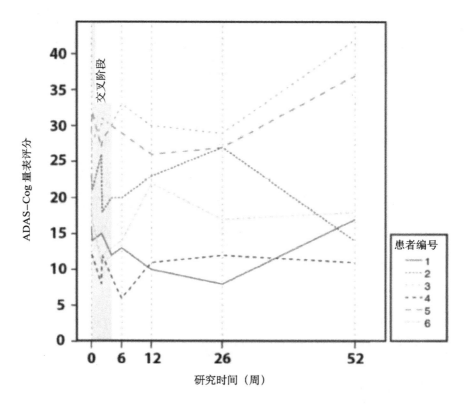

图 18　6 例患者在不同时间段的 ADAS-Cog 量表评分（彩图见彩插 8）

随着病程进展，AD 患者的营养状态下降，认知功能进一
步下降。2015 年，Noreik M 等研究 DBS 和营养的关系，入组 6
例轻度很可能的 AD 患者，采用低频 DBS 刺激双侧 NBM1 年，

发现 5 例患者体重上升，1 例患者体重下降。由于 AD 患者营养水平下降会加速症状发展，在某种意义上这也可能是 DBS 刺激 NBM 改善症状的原因之一，但由于研究例数较少，具有一定的局限性，需扩大例数进一步证实 DBS 治疗 AD 的有效性。

（2）下丘脑或穹隆

穹隆是 Papez 环路的重要组成部分，海马的纤维进入穹隆，投射至乳头体、丘脑前核等结构。在人类或实验动物中，穹隆受损会引起记忆减退。据估计穹隆有 120 万个轴突，目前认为电刺激穹隆或 Papez 环路上其他部位可能促进突触蛋白的表达，增强神经营养因子的传递，引起海马神经再生。Laxton 等于 2010 年进行了穹隆 DBS（DBS fonix，DBS-f）或下丘脑 DBS 第一阶段的临床试验，入组 6 例轻度很可能的 AD 患者，刺激频率为 130Hz，脉冲宽度为 90 微秒，并将电压从 1V 增加到最大值 10V，发现大于 7V 容易引起心率增快、血压升高、发热等不良反应，一般在 3.0 ～ 3.5V，持续刺激 12 个月。结果发现，刺激后记忆环路的神经活动得到驱动，且 PET 扫描显示颞叶和顶叶受损部位出现早期的、显著的葡萄糖利用的逆转（图 19）。采用 ADAS-cog 量表和 MMSE 量表评估患者的病情，结果显示部分患者认知功能改善和（或）认知功能下降的速度降低（图 20），且未出现严重的不良反应。

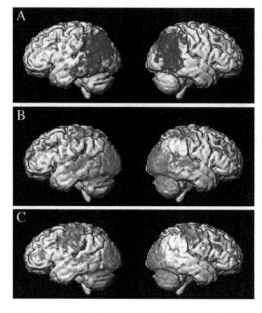

A. AD 患者和对照组；B. DBS 治疗 1 个月后与基线对比；C. DBS 治疗 12 个月后与基线对比。

红色：高葡萄糖代谢；蓝色：低葡萄糖代谢。

图 19 PET 扫描（彩图见彩插 9）

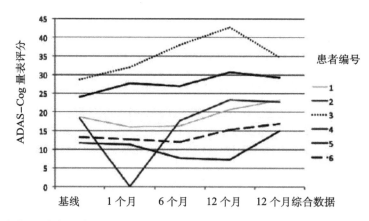

最后一点是 AD 患者 12 个月后 ADAS-Cog 量表的评分，这是基于 50 余个临床研究、19 000 多例 AD 患者的回归分析得出的数据。

图 20 6 例患者基线和治疗后 1 个月、6 个月和 12 个月后 ADAS-Cog 量表评分

　　2012 年，Gwenn S. 等对 5 例平均年龄为 62.6 岁很可能的 AD 患者行双侧 DBS 治疗 12 个月，观察指标为 ADAS-Cog 量表评分及脑的葡萄糖代谢。临床指标基线 ADAS-cog 量表平均分是 19.2 分，刺激 1 个月后为 21.6 分，刺激 1 年后为 23.9 分。尽管平均分提示恶化，但是其中 1 例患者治疗后评分与基线相比下降了 4 分，同时发现经过 1 年的治疗，额叶—颞叶—顶叶—纹状体—丘脑及额叶—颞叶—顶叶—枕叶—海马两个网络的葡萄糖代谢升高，与随着 AD 病情进展皮层葡萄糖代谢降低相反。2015 年，Tejas Sankar 等对 6 例 AD 患者进行双侧 DBS-f 治疗，1 年后测量海马、穹隆及乳头体等 Papez 环路上重要结构的体积，结果发现，DBS 组患者海马萎缩程度明显小于 25 例对照者（图 21）且 2 例患者海马体积较基线增大（图 22），与海马葡萄糖代谢的变化一致（图 23），认为 DBS 可能通过提高海马的葡萄糖代谢来减轻体积的萎缩；同时发现穹隆和乳头体与海马体积的变化具有高度的一致性，故认为 DBS 可能通过刺激穹隆后影响环路上的结构发生变化。

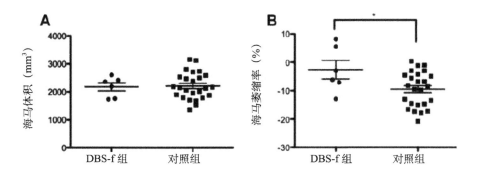

A. 两组基线海马体积无明显差异；B. 对照组平均海马萎缩率明显高于 DBS-f 组（$P < 0.05$）

图 21 对比 AD 患者 DBS-f 组和对照组基线的海马体积及 1 年后海马萎缩率

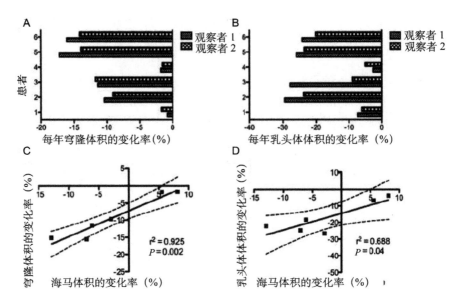

A. DBS-f 1 年后每例 AD 患者的穹隆体积的变化率；B. DBS-f 1 年后每例患者的乳头体体积的变化率；C. 海马和穹隆体积的变化高度相关；D. 海马和乳头体体积的变化高度相关。C 和 D 的结果支持在 AD 患者中，DBS 可能通过神经环路产生神经保护作用。

图 22 DBS-f 对 AD 患者海马、穹隆和乳头体体积的影响

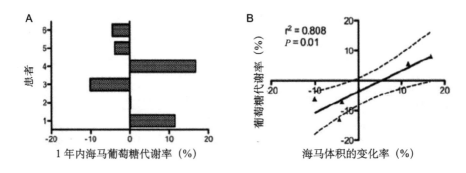

A. AD 患者 1 和患者 4 的海马葡萄糖代谢增高，其海马体积也较前增大；B. 所有 AD 患者海马葡萄糖代谢和海马体积相关，证实了 DBS-f 治疗 AD 的有效性可能与提高海马葡萄糖代谢有关。

图 23 AD 患者 DBS-f1 年后海马代谢

2016 年 Francisco A 等在美国共 7 个中心进行了双侧 DBS-f 治疗轻度 AD 双盲、随机对照的 II 期研究（Advance 试验），探讨 DBS-f 治疗轻度 AD 的安全性和有效性，纳入 42 例轻度 AD 患者，刺激频率为 130Hz，评估 6 个月和 12 个月后 ADAS-Cog13 及 CDR-SB 量表评分的变化及不同大脑部位葡萄糖代谢的变化。在 12 个月时，开机组和关机组及 CDR-SB 量表评分无明显差别。开机组 6 个月时葡萄糖代谢显著升高，但 12 个月时无显著差异（图 24）。亚组分析结果显示，65 岁以上（n=30）亚组中，开机组（n=15）葡萄糖代谢升高，ADAS-Cog13 和 CDR-SB 量表评分均较前下降，提示 65 岁以上 AD 患者可能更适合做 DBS-f（图 25）。评估手术的安全性发现，在 42 例入组患者中，16 例未发生不良事件，其余 26 例发生了 64 起与手术相关的不良事件，其中 57 起（57/64，89.1%）发生在术后 30 天内，46 起不良事件与手术本身有关（46/64，71.9%），4 起表现为精神症状（4/64，6.3%）（图 26，图 27），其中 5 例发生了 7 起严重的不良事件，如头痛、恶心、呕吐、脉冲发生器感染、电极位置偏差及慢性硬膜下血肿等。无死亡病例。研究表明，外科医师可准确地在穹隆植入电极，术后 90 天患者耐受性良好，但与帕金森病等其他患者相比，AD 患者是痴呆群体，且手术经过脑室植入双侧电极，增加了术后并发症的概率。目前认为严重痴呆是手术的禁忌证，术前还需认真评估风险。

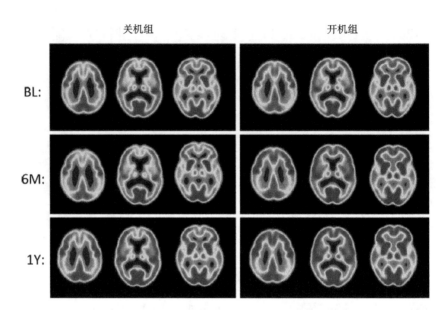

BL 代表基线，6M 代表刺激后 6 个月，1Y 代表刺激后 1 年。"关机组"患者大脑皮层葡萄糖代谢稳定或下降。"开机组"患者 6 个月的大脑葡萄糖代谢明显增强，尤其是颞叶和顶叶；12 个月保持稳定。葡萄糖代谢高、中、低分别用红、黄绿及蓝色表示。

图 24 治疗组 PET 葡萄糖代谢（彩图见彩插 10）

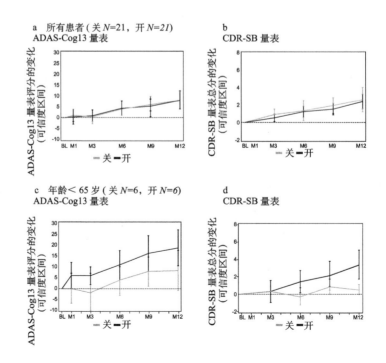

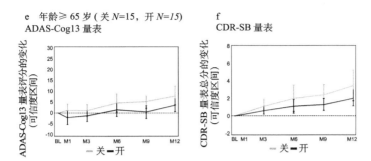

a. 12 个月后治疗组所有患者（*n*=42）的 ADAS-Cog13 量表评分变化；b. 12 个月后治疗组所有患者（*n*=42）的 CDR-SB 量表评分变化；c. 12 个月后治疗组＜ 65 岁（*n*=12）患者的 ADAS- Cog13 量表评分变化；d. 12 个月后治疗组＜ 65 岁（*n*=12）患者的 CDR-SB 量表评分变化；e. 12 个月后治疗组≥ 65 岁（*n*=30）患者的 ADAS-Cog13 量表评分变化；f. 12 个月后治疗组≥ 65 岁（*n*=30）患者的 CDR-SB 量表评分变化。

图 25 治疗组和年龄对于临床效果的影响。评分下降提示病情改善，评分提高代表病情恶化（彩图见彩插 11）

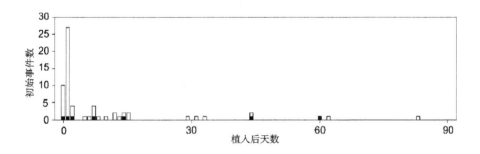

图 26 Advance 试验中按照事件顺序排列的不良事件，黑色表示严重不良事件

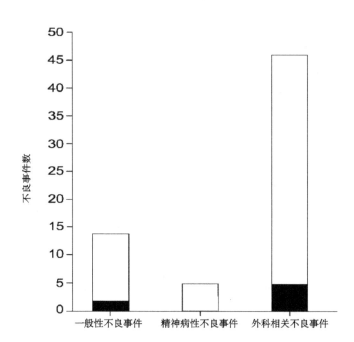

图 27 不良事件的分类和数量，黑色表示严重不良事件

参考文献

1. Hardenacke K, Kuhn J, Lenartz D, et al. Stimulate or degenerate：deep brain stimulation of the nucleus basalis Meynert in Alzheimer dementia. World Neurosurg, 2013, 80 (S27)：35-43.

2. Hardenacke K, Kuhn J, Lenartz D, et al. Stimulate or degenerate：deep brain stimulation of the nucleus basalis meynert in Alzheimer dementia. World Neurosurg, 2013, 80 (3-4)：e35-e43.

3. Kuhn J, Hardenacke K, Lenartz D, et al. Deep brain stimulation of the nucleus

basalis of Meynert in early stage of Alzheimer's dementia. Molecular Psychiatry, 2014, 8 (4): 1-8.

4. Noreik M, Kuhn J, Hardenacke K, et al. Changes in nutritional status after deep brain stimulation of the nucleus basalis of Meynert in Alzheimer's disease-results of a phase i study. J Nutr Health Aging, 2015, 19 (8): 812-818.

5. Laxton AW, Tang-Wai D F, McAndrews M P, et al. A phase I trial of deep brain stimulation of memory circuits in Alzheimer's disease. Ann Neurol, 2010, 68 (4): 521-534.

6. Smith G S, Laxton A W, David F, et al. Increased cerebral metabolism after 1 year of deep brain stimulation in Alzheimer disease. Arch Neurol, 2012, 69 (9): 1141-1148.

7. Sankar T, Chakravarty M M, Bescos A, et al. Deep brain stimulation influences brain structure in Alzheimer's disease. BrainStimul, 2015, 8 (3): 645-654.

8. Lozano A M, Fosdick L, Chakravarty M M, et al. A phase ii study of fornix deep brain stimulation in mild Alzheimer's disease. J Alzheimers Dis, 2016, 54 (2): 777-787.

9. Ponce F A, Asaad W F, Foote K D, et al. Bilateral deep brain stimulation of the fornix for Alzheimer's disease: surgical safety in the advance trial. J Neurosurg, 2016, 125 (1): 75-84.

（高俊华　整理）

43. 针灸治疗阿尔茨海默病的研究进展

目前，AD 基础研究难以转化成有效的临床防治手段，更多研究开始着眼于传统医学。我国传统医学博大精深，近年来在治疗各种慢性疾病及预防保健方面的作用越来越受到全球医学界的关注。中医认为痴呆是一种全身性疾病，基本发病机理为髓海不足，神机失用，主要发生在脑部，但与心、肝、脾及肾功能障碍也密切相关，其辨证施治、追本溯源、扶正固本的基本观点为 AD 的早期预防及整体治疗提供新的思路。在多种中医治疗方法中，针灸在整合医学中具有十分积极的意义，其用于治疗 AD 的成果颇丰，尤其是基础研究的成果令人瞩目，有望成为攻克 AD 的方向之一。

（1）针灸治疗 AD 疗效的研究

目前针灸治疗 AD 的动物和临床研究均收获颇丰。在针灸穴位的选择上，多以督脉上的腧穴为主，尤其首选百会穴；百会穴常配伍四神聪、大椎、风池、内关及三阴交等腧穴；百会—四神聪—内关穴可作为优选处方供临床参考。

1）动物研究

动物研究表明，针灸单独或联合其他治疗手段可以显著改善行为学。针刺 10 天为 1 个疗程，3 个疗程后明显改善 AD 大鼠跳台实验结果。赖凤娇等对 AD 小鼠的百会、涌泉穴进行电针刺激，每天 15 分钟，3 天后显示电针组小鼠 Morris 水迷宫测试成绩明显优于对照组，表明电针可以改善 AD 小鼠的学习和记忆能力。

　　针灸可能对 AD 的行为学症状具有预防作用，周华等观察针灸预处理对 AD 大鼠学习和记忆能力的影响，将 AD 大鼠随机分为正常组、假手术组、模型组、预艾灸组、预电针组、预电针加艾灸组，结果发现，与预电针和预艾灸组相比，模型组大鼠平均潜伏期、经过中心区域的比例及平均游过的路径距离显著改善，其中以预电针加艾灸组的疗效最好，表明电针可能在 AD 预防中发挥作用。此外，刺激频率可能影响电针的治疗效果，研究显示，虽然不同频率的电针治疗均可显著改善 AD 大鼠的学习和记忆能力，对突触超微结构的损伤发挥保护作用，但高频（50 Hz）电针治疗比低频（2 Hz 及 30 Hz）电针治疗的作用更强。因此，动物研究表明，针灸及电针可以作为 AD 研究的可能方向。

　　2）临床研究

　　随着针灸应用于 AD 治疗的基础理论的发展，针灸应用于临床日趋增多，近年来针灸治疗 AD 的临床研究取得了一定进展。苏全德等在随机对照研究中，给对照组口服盐酸多奈哌齐，治疗组在对照组的基础上给予温和灸，探讨温和灸治疗 AD 的临床疗效。结果显示，两组患者治疗后 MMSE 量表评分升高，且治疗组优于对照组。在另一项随机对照研究中，卫青祥等将治疗组给予联合针灸治疗，对照组给予脑复康或等剂量丁苯酞口服，结果提示丁苯酞联合针灸治疗 AD 对患者的认知功能具有显著的改善作用，且无毒副作用，对全面提高患者的生活质量具有一定的优势。一项纳入了 585 例研究对象的多项随机对照试验的荟萃分析显示，针灸可能比药物更有效，且可以增强药物治疗 AD 的效果，改善患者的日常生活能力。

在影像学研究中，付平等应用 fMRI 观察针刺神门穴对轻中度 AD 患者脑功能区的激活作用，结果发现 AD 患者针刺对侧大脑皮层感觉－运动中枢及认知相关脑区活动增加。与正常对照组相比，针刺太溪穴后 MCI 患者静息态 fMRI 显示颞叶活动增强。与破皮浅刺相比，深针刺与颞叶活动的相关性更强。

针灸治疗不良反应的报道较少，在临床研究中曾出现的主要不良反应包括局部皮肤出血、针刺后困倦及疲劳等，这些不良反应多可耐受，且不严重。严重不良事件的报道罕见。因此，针灸治疗 AD 患者具有较高的安全性。

（2）针灸治疗 AD 的机制

目前 AD 的发病机制尚不明确，多数研究支持淀粉样蛋白级联假说，同时也存在其他多种推测和假说，涉及神经免疫炎性、氧化应激、突触可塑性及脑网络障碍等。针灸治疗 AD 的机制往往涉及以上一个或多个方面。

1）Aβ

目前相关研究及药物开发多集中于抑制 Aβ 聚集。李翀等研究表明，电针足三里能有效改善 AD 患者的临床症状，其机制可能与其下调 AD 小鼠大脑皮层 APP 及 Aβ 的表达有关。将快速老化小鼠 SAMP8 随机分为模型组、电针组和非穴组，采用同源 SAMR1 小鼠作为对照组。电针组给予足三里电针干预，非穴组针刺双侧非穴位点。免疫组化结果显示，电针治疗下调 SAMP8 小鼠大脑皮层内 APP 和 Aβ 表达，而非穴组与模型组相比，各指标差异无统计学意义。肖佳欢等研究指出，"益肾调督"针灸法可以上调大鼠海马区脂蛋白酯酶和 APOE 的表达，下调抗凝乳蛋白酶的含量，从而促进 Aβ 的内化，减少 Aβ 沉积，最终延缓或改善 AD 的病理进程；而胶质纤维酸性蛋白（glial fibrillary acidic protein，GFAP）的表达似乎未受到治疗的影响。罗琴琴等研究指出，"补肾益髓"的针灸疗法可以提高 AD 大鼠海马脑啡肽酶的含量，从而促进海马区 Aβ 的降解，改善 AD 的病理变化。

2）神经递质

脑内多种神经递质的改变是 AD 相关临床症状的生化基础。目前应用于临床的 AD 治疗药物通过调节脑内递质含量而缓解临床症状。针灸治疗在改善 AD 动物模型递质表达方面具有一定的作用。徐颖等观察了电针对 D- 半乳糖所致大鼠空间学习记忆障碍的影响，应用反相高效液相法对模型组和治疗组大鼠海马 5 种神经递质进行了检测。电针治疗后 D- 半乳糖所致 AD 大鼠模型脑内兴奋性氨基酸（谷氨酸、天冬氨酸）明显升高，抑制性氨基酸（γ 氨基丁酸、牛磺酸、甘氨酸）显著降低，表明电针改善 D- 半乳糖记忆障碍大鼠的认知症状可能与海马多种神经递质含量的改变有关。唐纯志等在海藻酸 AD 大鼠模型中也发现电针可提高谷氨酸和天冬氨酸在脑内的含量，提示改变神经递质可能是电针治疗 AD 的机制之一。唐勇等则指出，电针治疗可提高 AD 大鼠脑中隔区胆碱乙酰转移酶（choline acetyltransferase，ChAT）的活性，提高海马 CA3 区神经生长因子（nerve growth factor，NGF）和 c-fos 蛋白的表达，可见电针对胆碱能神经元的作用在 AD 症状改善中发挥积极的作用。

3）神经免疫炎症

炎性介质和细胞因子在 Aβ 沉积进而致病的过程中发挥重要的作用，其可能具有协同或交互作用。炎性介质和细胞因子在 AD 的发生和进展过程中的作用是研究的热点。针灸通过多种通路发挥作用，其中涉及多种炎症介质或细胞因子。刘萍等对 AD 大鼠选取风府、肾俞及足三里穴给予电针治疗，每天 1 次，每次 20 分钟，10 天为 1 个疗程，疗程间隔 2 天，共治疗 2 个疗程，结果显示，电针治疗对 AD 大鼠的学习记忆能力有一定的改善作用，且海马区炎性因子 IL-1β、IL-6 阳性细胞明显减少，提示电针刺激可能通过减少海马炎性因子的分泌而发挥治疗 AD 的作用。朱书秀等研究也发现类似结果，取百会、太溪及足三里穴进行电针治疗 AD 大鼠，每天 1 次，6 天为 1 个疗程，疗程间隔 1 天，共治疗 2 个疗程，结果提示，电针治疗可减少额叶与海马小胶质细胞及星形胶质细胞的活化，下调 IL-1β 与 TNF-α 的表达及丝裂原活化蛋白激酶的磷酸化，从而减轻额叶与海马炎症反应，减少 Aβ40 对中枢神经系统的毒性作用，减轻神经元变性和坏死，从而提高学习和记忆力。

4）氧化应激

氧化应激的特征是产生大量的自由基及抗氧化物质的水平降低。越来越多的研究表明，自由基损伤可能是 AD 的一种致病因素。柯红等研究发现，针灸能清除脑内的自由基，提高机体的抗氧化能力，减轻自由基对神经元的损伤，延缓神经变性的过程。针灸预刺激百会和肾俞穴可降低脑室内注射 Aβ25-35 造模 AD 大鼠脑内丙二醛含量，提高谷胱甘肽过氧化物酶活性。崔丽等采用海马注射 Aβ25-35 建立大鼠 AD 模型，分别对百会和肾俞穴进行电针、艾灸和电针加艾灸预处理，发现电针预刺激增强 AD 大鼠海马超氧化物歧化酶的活性，降低一氧化氮合酶的活性，改善 AD 大鼠的记忆功能。

5）保护神经突触

突触是神经元或神经元与效应器细胞之间相接触以传递信息的部位，是神经元实现生理功能的关键部位，是受体、通道及功能蛋白的密集之地，也是神经传输和加工的枢纽。突触可塑性是指不断变化的突触传递效能，是学习和记忆功能障碍恢复的基础，是神经元连接的功能性变化及连接方式的解剖变化。在探讨电针对 AD 大鼠海马神经元突触形态可塑性影响的研究中，采用不同频率的电针刺激百会及肾俞穴，选用连续波，电压 2～4 V，电流 1～2 mA，留针 20 分钟，每天 1 次，7 天为 1 个疗程，疗程间隔 1 天，共治疗 2 个疗程，结果发现电针治疗可增加突触界面曲率，减少突触间隙宽度，增加突触后密度，提示电针对突触的超微结构损伤发挥保护作用。

树突萎缩可能与 AD 认知损伤呈正相关，Cochran 等提出 AD 的"树突假说"，即具有营养不良的神经突，树突复杂性降低及树突棘丧失是在 AD 患者中发现的树突缺陷。研究发现，针刺气海、中脘、膻中、双侧足三里和双侧血海穴，连续 14 天，每天 1 次，结果发现 AD 小鼠空间学习和记忆能力改善，且海马 CA1 区锥体细胞顶端和基底树突的数量及总长度显著增加。因此，针灸可能通过改善树突结构而改善 AD 小鼠的空间学习和记忆能力。

在细胞水平，针灸对海马细胞超微结构产生积极作用。郭睿婧等发现，与非刺激组相比，三焦针法针灸膻中、中脘、气海、双侧血海和双侧足三里穴，对血海穴施捻转泻法 30 秒，其余各穴分别施捻转补法 30 秒；每天针刺 1 次，幅度均为 90°～180°，频率 60～120r/min，每个疗程 6 天，疗程间隔 1 天，共 4 个疗程，结果发现有效改善 AD 模型小鼠大脑皮层和海马CA1 区神经元线粒体的病理性损伤，减少线粒体肿大、变性、脂肪化和坏死等。

（3）目前针灸治疗 AD 研究的不足

AD 基础研究多从 AD 相关发病机制为切入点，多采用动物实验研究，为后期的临床实验提供研究的方向。然而，现有研究仍存在一些问题：AD 的病因迄今未完全阐明，尚停滞在假说水平，未得到证实；AD 的致病过程中多条通路同时发挥作用，缺乏各通路间横向作用的探讨；实验模型的构建与 AD 的自然病程存在差异；针灸治疗仍缺乏统一的标准，针灸疗法没有固定的实施准则；基础研究与临床研究之间成果转化困难。

虽然相关临床研究也得出了一些有益的结论，但仍然存在问题。目前针灸治疗 AD 的临床研究质量良莠不齐，多数研究缺乏科学的设计，无法很好地控制混杂因素；单纯针灸治疗 AD 的文献报道较少，不利于评估针灸的单独作用；缺乏高质量的随机对照研究；课题组缺少统计专家的参与，统计不严谨；相关文章报道简略，可重复性差。

综上所述，针灸疗法，特别是电针的使用，对 AD 的治疗具有良好的疗效，具有较高的科研和临床价值。针对现有针灸治疗 AD 的不足而设计更高质量的基础及临床研究，发挥针灸防治 AD 的优势，将中医"治未病"的思想贯穿始终，以预防为主，防治结合，更好地服务 AD 患者。

参考文献

1. Park S, Lee J H, Yang E J, et al. Effects of acupuncture on Alzheimer's disease in animal-based research. Evid Based Complement Alternat Med, 2017, 2017: 6512520.

2. Leung A W, Lam L C, Kwan A K, et al. Electroacupuncture for older adults with mild cognitive impairment: study protocol for a randomized controlled trial. Trials, 2015, 16: 232.

3. Yujie Jia, Xuezhu Zhang, Jianchun Yu, et al. Acupuncture for patients with mild to moderate Alzheimer's disease：a randomized controlled trial. BMC Complementary and Alternative Medicine, 2017, 17（556）：1-8.

4. Chan K Y, Wang W, Wu J J, et al. Epidemiology of Alzheimer's disease and other forms of dementia in China, 1990-2010：a systematic review and analysis. Lancet, 2013, 381（9882）：2016-2023.

5. 陈少宗. 整合医学视域下现代针灸学的作用. 医学与哲学，2018，39（10）：91-93.

6. Cao Y, Zhang L W, Wang J, et al. Mechanisms of acupuncture effect on Alzheimer's disease in animal- based researches. Current Topics in Medicinal Chemistry, 2016, 16（5）：574-578.

7. Jack CR Jr, Bennett D A, Blennow K, et al. NIA-AA Research Framework：toward a biological definition of Alzheimer's disease. Alzheimer's & dementia：the journal of the Alzheimer's association, 2018, 14（4）：535-562.

8. 肖佳欢. 针灸对 AD 模型大鼠海马区 Aβ 内化相关蛋白酶的影响研究. 湖北中医药大学，2017.

9. 李翀，韩燕燕，樊小农. 电针足三里对 AD 小鼠大脑皮层 APP 和 Aβ 表达的影响. 陕西中医，2015，5：626-628.

10. 刘萍. 电针对阿尔茨海默病模型大鼠行为学及海马区 IL-1β、IL-6 的影响. 湖北中医药大学，2010.

11. Chao-Chao Yu, Ying Wang, Feng Shen, et al. High-frequency (50 Hz) electroacupuncture ameliorates cognitive impairment in rats with amyloid beta 1-42-induced

Alzheimer's disease . Neural Regeneration Research，2018，13（10）：1833-1841.

12. Shuang Z，Xin-Yan H，Shuang L，et al. Effects of amyloid-beta 25-35 on expression of synapse-associated proteins in PC12 neurons Effects of amyloid-beta 25-35 on expression of synapse-associated proteins in PC12 neurons . Chinese Journal of Tissue Engineering Research，2016，2：224-229.

13. Cochran J N，Hall A M，Roberson E D. The dendritic hypothesis for Alzheimer's disease pathophysiology. Brain Res Bull，2014，103：18-28.

14. Kan B H，Yu J C，Zhao L，et al. Acupuncture improves dendritic structure and spatial learning and memory ability of Alzheimer's disease mice. Neural Regeneration Research，2018，13（8）：1390-1395.

15. 郭睿婧，付于，董树旭，等 . 针刺对痴呆小鼠大脑神经元超微结构的影响 . 天津中医药，2015，12：735-738.

16. 张丽颖，王洪峰 . 基于数据挖掘技术针灸治疗阿尔茨海默病的选穴规律分析 . 长春中医药大学学报，2018，34（5）：911-914.

17. 赖凤娇，李向宇，徐乐，等 . 电针对异氟醚诱导的阿尔茨海默病小鼠行为学改变的作用及机制 . 广州中医药大学学报，2017，34（3）：376-380.

18. 周华，孙国杰，孔立红，等 . 针灸预处理对阿尔茨海默病大鼠学习记忆行为的影响 . 湖北中医药大学学报，2011，13（1）：3-5.

19. 苏全德，何晓慧 . 温和灸治疗阿尔茨海默病疗效观察 . 上海针灸杂志，2018，37（6）：623-625.

20. 卫青祥，张向民，闫晓英，等 . 丁苯酞联合针灸治疗阿尔茨海默病的临床观察 . 现代中西医结合杂志，2011，20（3）：291-292.

21. Zhou, Jing, Peng, et al. The effectiveness and safety of acupuncture for patients with Alzheimer disease：a systematic review and meta-analysis of randomized controlled trials. Medicine，2015，94（22）：e933.

22. Feng Y, Bai L, Ren Y, et al. FMRI connectivity analysis of acupuncture effects on the whole brain network in mild cognitive impairment patients. Magnetic Resonance Imaging，2012，30（5）：672-682.

（连腾宏　整理）

44. 2018 美国 FDA《早期 AD 治疗药物研发指导原则（草案）》解读

本指导原则草案定稿时将代表美国 FDA 当前对该主题的观点。其不为任何人确立任何权利，而且对 FDA 或公众没有约束力。您可以使用其他方法，如果它符合适用的法规和规章的要求。

1. 前言

本指导原则的目的是帮助申请人研发在明显的痴呆发生之前的散发性 AD（在本指导原则中统称为早期 AD）的临床治疗药物（虽然已认识到较晚阶段的早期 AD 患者与痴呆最早阶段的 AD 患者可无明显差别），未讨论针对已经进展为明显痴呆或任何常染色体显性遗传 AD 患者的临床试验设计。

本指导原则是对 2013 年 2 月发布的《AD 早期阶段治疗药物研发指导原则（草案）》的修订。本次修订涉及 FDA 目前关于早期 AD 患者入选临床试验的选择及临床试验终点的选择的想法。

FDA 的指导原则文件通常不确立法律上可执行的责任。指导原则描述本机构目前对一个主题的想法，应仅视为推荐，除非引用特定的法规或法定的要求。在本机构的指导原则中使用"should"一词，意味着建议或推荐，而不是要求做某件事情。

2. 背景

（1）对认知评价的临床意义有了新的理解

①过去临床试验招募的受试者通常为 AD 后期（出现明显痴呆之后）的患者，即那些既有典型 AD 的认知改变，又有与明显的痴呆相关的功能损伤症状的 AD 患者。在那期间批准用于治疗痴呆的药物是在上述 AD 患者中评价的。支持那些药物获得批准的研究应用了认知和功能（或总体）评价指标作为联合的主要终点。这种方法确保了通过功能测试的获益来表明临床上有意义的效果，而且确保了观察到的功能获益伴有采用认知测试评价对疾病核心症状的效果。

②应用联合的主要终点的原因，部分是因为人们认为在研究中使用的认知评价不具有内在的临床意义。这种评价通常是通过使用高敏感度的神经心理学量表来检测 AD 患者的认知障碍，这些量表能够识别临床意义不确定的细小变化。过去这种功能评价和认知评价的两分法在 AD 临床试验的有效性评价中普遍使用，但同时也暗示药物仅有认知改善作用是没有意义的，除非还伴有评价功能的独立终点指标的获益。

③在整体上包含所有组成过程和领域（domains）的认知功能，就日常功能而言，无疑是有意义的。虽然使用灵敏的神经心理学测试手段能够检测到临床意义不确定的不同认知领域的微小变化，但是，更显著的认知变化可能代表明显具有临床意义的损伤。因此，从概念上而言，认知变化的特异性特征（可能由效果的大小或广度来定义）可代表有临床意义的获益。

关于考虑认知评价是否有意义，关注的问题是评价的方法，而不是"认知"本身，尤其是将认知作为一个整体来考虑。简而言之，认知是有意义的，但是，当使用针对特定认知领域的灵敏工具进行测试时，所测出的变化的意义可能是不明显的。

（2）将 AD 治疗药物所针对的疾病进程调整为早期阶段

随着对 AD 科学认识的不断深入，在临床试验中已不同程度地纳入了以下做法：采用反映 AD 潜在病理生理变化的生物标志物；招募处于疾病早期阶段的 AD 患者纳入临床试验；在该阶段，患者可能尚未出现功能损伤，甚至可能暂时无法检测到临床的异常。鉴于 AD 的特征性病理生理变化大大早于明显的临床症状出现，并且 AD 的疾病进展缓慢，上述做法为在疾病最早期就对 AD 患者进行干预提供了机会，因而特别重要。显然，延缓、中止或逆转将导致 AD 初始临床症状的病理生理过程是症状发生前干预的终极目标，针对这一目标的治疗必须在患者出现明显的临床症状之前就开始，这就需要我们了解如何评价 AD 早期阶段治疗获益的最佳方式，这是本次指导原则出台的背景和意义。

3. 早期 AD 的诊断标准（表 9）

（1）在 AD（包括早期 AD）的有效性试验中，招募患者的条件应当基于当前共识的诊断标准，以客观检测、病史和体检为重点，以确定存在或可能存在 AD，并排除可能与 AD 相似的其他疾病情况。

（2）FDA 支持使用基于目前对 AD 的病理生理和发展变化的理解而制定的诊断标准。AD 的特征性病理生理变化大大早于明显的临床症状的出现，而且作为连续的疾病过程持续进展，初始仅有病理生理变化，然后出现由灵敏的神经心理学测试可检测出的轻微异常，接着出现更明显的认知异常，伴随初始轻度、然后更严重的功能损伤。因为部分旨在改变 AD 后期疾病进展的临床试验纷纷失败，人们越来越关注对 AD 最早期治疗药物的评价。可靠地定义早期 AD 人群（包括仅以病理生理变化为特点的最早期）的诊断标准，适合于旨在延缓或防止明显症状出现的药物评价。

（3）适用于根据连续性进展进行 AD 分类的重要发现，包括：存在病理生理变化（采用生物标志物测定），存在或缺如可检测出来的认知异常（采用灵敏的神经心理学测试），存在或缺如功能的损害（表现为有意义的日常生活障碍，伴有主观的主诉或可靠的客观报告）。虽然 FDA 认为临床特征和生物标志物的选择和应用上的不同可以鉴别处于进行性疾病过程中不同阶段的患者，但是以下分类对于 AD 不同阶段的临床试验的设计和评价是有用的。

第 1 期：患者存在 AD 特征性的病理生理变化，但是没有临床受到影响的证据。这些患者确实没有症状，包括没有主观的主诉和功能损伤，或采用灵敏的神经生理学测试没有可测出来的异常，其特征性的病理生理变化通常是通过检测生物标志物而得到证实的。

第 2 期：患者存在 AD 特征性的病理生理变化，采用灵敏的神经生理学测试有可测出来的轻微异常，但是没有功能损伤。出现轻微的功能损伤标志着向第 3 期过渡。

第 3 期：患者存在 AD 特征性的病理生理变化，采用灵敏的神经生理学测试有更明显的可测出来的异常，有轻度的可测出来的功能损伤。这一阶段的功能损伤不够严重，不足以诊断为明显的痴呆。

第 4 期：患者有明显的痴呆。当患者第 3 期表现的功能损伤加重时做出该诊断。这一阶段可以细化为其他的分类（例如，第 4、第 5 期和第 6 期，分别对应轻度、中度和重度痴呆），但对于这些疾病阶段的讨论不是本指导原则的重点。

（4）即使在一个连续的疾病过程中，准确区分上述概念的范畴也是非常重要的，以便选择适当的终点指标。在描述提出和完成的研究时，申请人应确定为研究资格和患者招募而规定的 AD 阶段及预计大多数入组患者在接受主要终点指标评价时的 AD 阶段。

（5）期望 AD 的生物标志物证据在临床药物试验中确定可靠

的早期 AD 患者中发挥作用的想法是合理的。实际上，在入组标准中不包括生物标志物的临床试验并不常见。如果可能需要这个证据来充分确定预期的人群，我们鼓励申请人尽早与 FDA 的相关部进行沟通和讨论。

表 9 早期 AD 的诊断标准

连续性变化	检测	第 1 期	第 2 期	第 3 期	第 4 期
特征性病理生理改变	生物标志物	+	+	+	+
认知障碍	灵敏的神经心理学测试	-	+ （轻度）	++ （显著）	++
功能损伤	日常生活能力	-	-	+ （轻度）	++ （显著）
痴呆症状		-	-	-	+ （轻度）

4. 疗效指标（表 10）

（1）早期 AD 第 3 期患者试验的临床终点指标

①接近于明显痴呆发生的早期 AD 患者（第 3 期患者）可能在其日常功能中有相对轻度、但可检测出来的损伤。虽然在疾病这个阶段的研究一般会包括尚不能确定具有临床意义的灵敏的神经心理学表现的测试，但证明药物对这些功能损伤产生有利的影响是十分重要的。通常用于测试明显痴呆患者的功能损伤的许多评价工具可能不适合用于早期 AD 患者。在这个阶段，采用疗效观察指标提供有意义的认知功能评价是理想的。在早期 AD 患者，将能够充分和有意义地对日常功能和认知疗效进行评价的综合评分作为一项主要的疗效观察指标是可以接受的。

②FDA 鼓励开发新的方法来综合评价由早期认知障碍引起轻微的早期 AD（痴呆前）患者的功能缺陷或影响（例如，理财能力、适当的社会交往）。对日常功能和认知效果的独立评价也是一种可接受的方法。在这种情况下，对不确定的具有独立临床意义的灵敏的神经心理学指标（例如，词汇表回忆测试）有效但缺乏有意义的功能获益不应认为是具有总体有效性的发现。对于有可能导致可检测出来的功能获益、但缺乏相应的认知获益的药物，一个独立的认知终点的评价是重要的。

（2）早期 AD 第 2 期患者试验的临床终点指标

①在最早临床阶段的 AD 患者（第 2 期患者）中，只有灵敏的神经心理学测试可以检测到轻微的认知障碍，但没有功能损伤的证据；在合理的持续时间的临床试验期间，对那些轻微的认知障碍可能难以确定具有临床意义的疗效。虽然如此，一个可行的方法是进行足够持续时间的研究，以便可以采用上述用于第 3 期患者的评价方法。当患者在参加临床试验期间过渡到第 3 期时，适用于第 3 期患者的疗效评价原则届时也将适用于此时的患者。

②此外，由于 AD 相关知识迅速而持续增多，FDA 将考虑具有充分理由的争论，即对灵敏的神经心理学测试表现出具有说服力的效果，可以为获批上市提供足够的支持。

鉴于现有的神经心理学测试的种类很多，在多个单独测试中证实有公认的获益效果会增加研究结果的说服力；相反，对单一测试显示有效而在其他测试中未得到一致性结果的支持则说服力较弱。灵敏的神经心理学测试具有大幅度的效应也可增加其说服力。人们通常期待对 AD 特征性的病理生理变化显示出相似的有说服力的效果支持这种争论。

③重要的是，这种争论的前提应当是：入组患者诊断的确定性、患者未来临床过程的确定性、所观察到的对灵敏的神经心理学测试及特征性的病理生理变化的效果与进展为更严重的认知障碍及功能损伤之间关系的确定性。这样的争论是否会支持完全批准或加速批准是一个需要认真考虑的问题。（完全批准，即发现认知效果具有内在的临床意义，无论是表面上的还是因为它们在后来的疾病过程中确定和不可避免地与功能获益相关联。加速批准，即发现认知效果可以合理地预测临床获益，而且批准后要求一项研究来证实已预测的临床获益。）

申请人在考虑这些问题时，应该在开发早期与 FDA 讨论他们的计划。对 AD 科学认识的发展变化可能也会影响到这些考虑。

（3）早期 AD 第 1 期患者试验的临床终点指标

①由于非常希望对 AD 尽可能早地进行干预，因此，具有 AD 特征性的病理生理改变，但没有主观的主诉、功能损伤或在灵敏的神经心理学测试中可检测到异常的患者（第 1 期患者）是本期临床试验的一个重要的靶标。由于没有临床损伤可评价（假定临床试验的持续时间不足以观察和评价试验期间临床损伤的进展），因此，不能检测具有临床意义的获益。

在第 1 期患者中，可以测试对 AD 特征性的病理生理变化的影响，例如，通过对各种生物标志物的效果来体现。这种作为主要有效性指标来分析的效果，原则上可以作为加速审批的基础（即发现生物标志物的作用有可能预测临床获益，批准上市后要求一个研究来证实已预测的临床获益）。如同采用神经心理学测试一样，通过多个生物标志物的检测观察到治疗效果会增加推测疗效的说服力。

②尽管有大量研究对了解生物标志物在 AD 中的作用感兴趣，但遗憾的是，目前还没有足够可靠的证据表明任何观察到的对这些生物标志物的治疗效果可以合理地预测临床获益（加速批准的标准）。FDA 大力支持并鼓励在该领域继续进行研究，并强调其在成功开发适用于最早期 AD 的有效治疗方法中具有潜在的重要性。在进行研究寻找充足的证据证明应用生物标志物检测可以作为支持加速批准或完全批准的主要证据的同时，也可以对第 1 期患者进行足够持续时间的研究，使其可以使用前面讨论的用于第 2 期患者的评价指标。随着患者在参与试验期间过渡到第 2 期，适用于第 2 期疗效评价的原则将同样适用于此时的患者。

（4）时间—事件分析

采用时间—事件生存分析方法（例如，在 AD 进展过程中发生有临床意义的事件的时间，如日常功能发生一定程度损伤的时间）是早期 AD 的临床试验中可接受的主要有效性的评价方法。考虑采用这种方法的申请人应在开发的早期与 FDA 讨论其计划。

（5）疾病过程的评价

①尽管证明具有临床意义的治疗效果是至关重要的，但在处于疾病早期阶段（尤其是非常早期阶段）的临床试验中，这可能是不可行的。早期 AD 的临床试验通常旨在提供证据表明药物通过直接作用于潜在的疾病的病理生理而永久地改变 AD 的病程，该作用在没有持续药物暴露的情况下仍然存在。

②随机开始或随机撤出的试验设计（含临床终点指标）是证明对疾病过程持续发挥作用的最有说服力的方法。一般来说，随机开始的设计最适合在 AD 中使用。在这项研究设计中，患者被随机分配给予药物和安慰剂，并且在某一时刻，安慰剂患者被交叉接受积极治疗。

如果试验中开始使用安慰剂，然后给予积极治疗的患者（经过一段合理的时间后）未能追赶上在整个试验期间接受积极治疗的患者，则显示出其对疾病过程的持续治疗效果。

③各种生物标志物的评价可以为已确定有临床意义获益的药物提供支持证据，但如果对 AD 生物标志物的作用尚未充分了解，则无法提供对疾病过程的持续影响的证据。

④目前，在早期 AD 的临床试验中，特定的生物标志物是否适用于支持临床研究结果尚未达成共识。由于这个原因，申请人目前没有足够的信息来建立一系列生物标志物的层次结构作为临床试验设计中的次要结果指标。因此，鼓励申请人独立分析这些生物标志物的结果（虽然以预先设定的方式），将来申请上市时

可以在具有科学证据的情况下对这些发现进行解释。

表 10 早期 AD 药物临床试验终点指标

终点指标	检测	第 3 期	第 2 期	第 1 期
功能受益	日常生活能力	✓		
认知受益	灵敏的神经心理学测试	✓	✓ (多个测试, 变化幅度大)	
特征性病理 生理改变	生物标志物 (可能预测临床获益)			✓ (多个)

FDA 鼓励创新,并希望申请人与 FDA 讨论和沟通。

对 AD 药物研发的启示:①应重视早期 AD 治疗药物的研究;②临床试验的设计应分期选择患者和终点指标;③应考虑药物对生物标志物的作用与临床获益的关系;④与 FDA 进行沟通和讨论。

参考文献

FDA. Early Alzheimer's disease:developing drugs for treatment guidance for industry. Accessed,2018.

(李 林 整理)

出版者后记
Postscript

　　科学技术文献出版社自 1973 年成立即开始出版医学图书，40 余年来，医学图书的内容和出版形式都发生了很大变化，这些无一不与医学的发展和进步相关。《中国医学临床百家》从 2016 年策划至今，感谢 600 余位权威专家对每本书、每个细节的精雕细琢，现已出版作品近百种。2018 年，丛书全面展开学科总主编制，由各个学科权威专家指导本学科相关出版工作，我们以饱满的热情迎来了《中国医学临床百家》丛书各个分卷的诞生，也期待着《中国医学临床百家》丛书的出版工作更加科学与规范。

　　近几年，中国的临床医学有了很大的发展，在国际医学领域也开始崭露头角。以北京天坛医院牵头的 CHANCE 研究成果改写美国脑血管病二级预防指南为标志，中国一批临床专家的科研成果正在走向世界。但是，这些权威临床专家的科研成果多数首先发表在国外期刊上，之后才在国内期刊、会议中展现。如果出版专著，又为多人合著，专家个人的观点和成果精华被稀释。为改变这种零落的展现方式，作为科技部所属的唯一一家出版机构，我们有责任为中国的临床医生提供一个系统展示临床研究成果的舞台。为此，我们策划出版了这套高端医学专著——《中国医学临床百家》丛书。

"百家"既指临床各学科的权威专家，也取百家争鸣之义。

丛书中每一本书阐述一种疾病的最新研究成果及专家观点，按年度持续出版，强调医学知识的权威性和时效性，以期细致、连续、全面展示我国临床医学的发展历程。与其他医学专著相比，本丛书具有出版周期短、持续性强、主题突出、内容精练、阅读体验佳等特点。在图书出版的同时，同步通过万方数据库等互联网平台进入全国的医院，让各级临床医师和医学科研人员通过数据库检索到专家观点，并能迅速在临床实践中得以应用。

在与作者沟通过程中，他们对丛书出版的高度认可给了我们坚定的信心。北京协和医院邱贵兴院士说"这个项目是出版界的创新……项目持续开展下去，对促进中国临床学科的发展能起到很大作用"。中国人民解放军第二军医大学孙颖浩校长表示"我鼓励我国的泌尿外科医生把自己的创新成果和宝贵的经验传播给国内同行，我期待本丛书的出版"；北京大学第一医院霍勇教授认为"百家丛书很有意义"。我们感谢这么多临床专家积极参与本丛书的写作，他们在深夜里的奋笔，感动着我们，鼓舞着我们，这是对本丛书的巨大支持，也是对我们出版工作的肯定，我们由衷地感谢作者的支持与付出！

在传统媒体与新兴媒体相融合的今天，打造好这套在互联网时代出版与传播的高端医学专著，为临床科研成果的快速转化服务，为中国临床医学的创新及临床医师诊疗水平的提升服务，我们一直在努力！

科学技术文献出版社

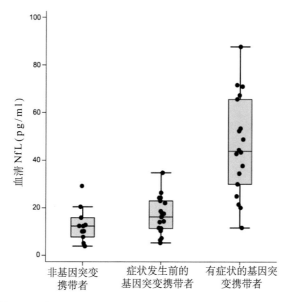

未校正的血清 NfL 浓度，基因突变携带者分为有症状组和症状前组。

彩插 1 3 组血清 NfL 的箱线图（见正文 150 页）

（图片来源：Weston P，Poole T，Ryan N S，et al. Serum neurofilament light in familial Alzheimer disease：A marker of early neurodegeneration. Neurology，2017，89（21）：2167-2175.）

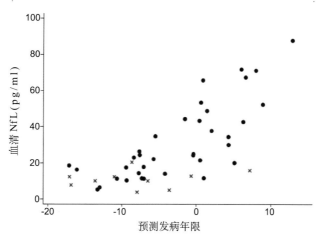

圆点表示基因突变携带者，十字代表基因突变非携带者。为了保证不可能识别任何一个无症状参与者（基于他们的 EYO）和决定他们的基因突变状况，2 个偏离的参与者被排除，其余的参与者有 ±2 年的偏差。

彩插 2 NfL 相对于 EYO 的散点图（见正文 151 页）

（图片来源：W eston P，Poole T，Ryan N S，et al. Serum neurofilament light in fam ilia l Alzheimer disease：A marker of early neurodegeneration. Neurology，2017，89（21）：2167-2175.）

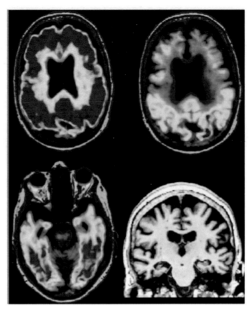

该患者为 75 岁的多领域遗忘型痴呆女性，梅奥诊所 -AD 研究中心的参与者。淀粉样蛋白 -PET 阳性（匹兹堡化合物 B 为示踪剂，左上），tau-PET 阳性（flortaucipir 为示踪剂，右上和左下），MRI 显示脑萎缩（右下）。生物标志物为 A+T+（N）+。

彩插 3　AD 痴呆（见正文 188 页）

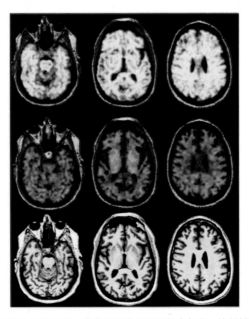

该患者为认知正常的 67 岁男性，梅奥诊所老化研究的参与者。淀粉样蛋白 -PET 阳性（匹兹堡化合物 B 为示踪剂，上行），tau-PET 阴性（flortaucipir 为示踪剂，中行），MRI 未显示脑萎缩（下行）。生物标志物为 A+T-(N)-。

彩插 4　AD 病理改变的临床前期（见正文 190 页）